专家教你防治疾病

画说口腔疾病

卞金有 编著

科学普及出版社
·北京·

图书在版编目（CIP）数据

画说口腔疾病／卞金有编著．—北京：科学普及出版社，2009.3

（专家教你防治疾病）

ISBN 978-7-110-07052-9

Ⅰ.画…　Ⅱ.卞…　Ⅲ.口腔颌面部疾病－防治－普及读物　Ⅳ.R78-49

中国版本图书馆CIP数据核字（2009）第015864号

科学普及出版社出版

北京市海淀区中关村南大街16号　邮政编码：100081

电话：010-62173865　传真：010-62179148

http://www.kjpbooks.com.cn

科学普及出版社发行部发行

北京长宁印刷有限公司印刷

*

开本：889毫米×1194毫米　1/32　印张：4.875　字数：250千字

2009年8月第1版　2009年8月第1次印刷

印数：1-5000册　定价：22.00元

ISBN 978-7-110-07052-9/R·742

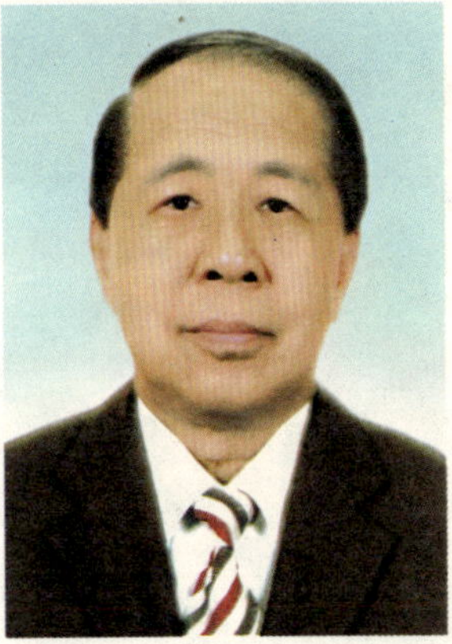

北京大学口腔医学院教授

中华预防医学会口腔卫生保健专业委员会名誉主任委员

中华口腔医学会预防口腔医学专业委员会名誉主任委员

卞金有 男，1936年4月出生于无锡。1961年毕业于北京医学院口腔医学系，留校于北京医学院附属口腔医院口腔矫形科从事临床工作10余年。其后曾任口腔医院副院长。1982年赴菲律宾大学公共卫生学院进修学习。1986~1989年赴瑞士日内瓦世界卫生组织（WHO）总部任口腔卫生官员。1989年至今在北京大学口腔医学院预防科曾任科主任，教授，主任医师，全国牙病防治指导组副组长，中国牙病防治基金会理事长，中华预防医学会口腔卫生保健专业委员会主任委员，中华口腔医学会预防口腔医学专业委员会主任委员等职。曾在国内外杂志发表文章40余篇；主编全国卫生部高等学校规划教材，北京大学医学双语教材和参考书《预防口腔医学》5部；主持高校师资和全国牙防骨干培训；主要研究方向是预防口腔医学，口腔公共卫生项目，从事临床试验研究，如牛奶氟化，含氟牙膏和糖醇预防龋齿等；发表科普文章20余篇，科普讲演10余场，应邀在国际学术会议上作特邀讲演10余次；参与国内外口腔卫生志愿服务活动多次。1992年获国务院颁发“特殊津贴”证书。

策　　划　吕培俭　杨　艳
插图绘制　孙乐利

责任编辑　杨　艳
装帧设计　北京华卫泽雯广告中心
责任校对　林　华
责任印制　安利平

前言

在人类与疾病作斗争的历史长河中，口腔疾病是一种既古老又时尚的现代文明疾病，由古至今，延绵不断，给人类健康造成的痛苦，带来的伤害，其影响深远而持久。牙疼不是病，不算病，能忍就忍，得过且过，从来就没有得到应有的重视。因而多少年，多少代，造成多少中老年人牙齿过早缺失，甚至全口无牙，严重影响了人们的身心健康和生命质量。

近20年来，由于专家们的不断倡导，政府的逐渐重视，社会各界的积极参与，开展了一系列的“爱牙，健齿，强身”的口腔健康教育与促进活动，使社会和群众的口腔保健意识有了一定的提高，口腔保健行为有了一定的变化，口腔保健服务机构也有了较大的发展，提供了多种途径的口腔医疗保健服务。我国的口腔保健工业发展很快，口腔保健用品的品种很多，质量也有了很大提高。因此，广大群众的口腔健康状况有了一定的改善。

但是，任重而道远。广大农村和城市偏远地区的大部分人群的口腔健康状况还相当糟糕，自我口腔保健意识和能力还很低，口腔保健费用对他们来说，负担不起，也很少能得到口腔保健的知识或科普读物。

本书正是试图为他们提供帮助、使他们对口腔健康和常见口腔疾病有一个全面的了解和认识而撰写的。本书的主要特点是针对当前的主要口腔健康问题，提供科学证据比较充分的自我口腔保健方法和技能，图文并茂，文字力求简明扼要，通俗易懂，插图尽量表达清晰，生动有趣，尽可能满足各个年龄读者的需求。为此，作者和插图设计者为编写这本口腔科普读物花费了许多时间和心血，希望能够对大家有所帮助，得到广大读者的喜爱，更希望读者阅读之后能够提出宝贵意见和建议，以便帮助我们不断提高编写口腔保健科普读物的质量水平，共同为中国人的口腔健康奉献一份力量。

卞金有

2009-1-22

口腔卫生保健的一把亮剑
—— 科学证据

在知识爆炸的21世纪的今天，传统的信息来源主流渠道，如书籍、报刊、广播和电视，已经受到互联网的极大挑战。口腔卫生保健的知识传播也不再是口腔专业人士的专利，人们可以轻易地从网上得到各式各样的信息。但是，这些信息常常是公说公有理，婆说婆有理，往往使人感到困惑，分不清是非，找不到正确的答案，无所适从。所以，循证医学为你提供了一把亮剑，可以帮助你辨明是非。那么，什么是循证医学？科学证据是从哪里来的？证据充分、可靠吗？

这本书就是从循证医学提供的科学证据的高度，来帮助你了解口腔卫生保健知识。当然，这也有个限度。因为到目前为止，并不是每一件事都有科学证据的。还有许多知识并没有通过循证医学的途径，获得充分的科学证据，或者很难得到科学证据，因为我们不能随意拿人来做试验。任何临床试验都必须遵循医学的伦理原则。

循证医学的基本概念就是“医生必须认真，明确而又慎重地应用当前所能得到的最佳科学证据，为各个病人的医疗保健作出具体的处理决定”。一个好的医生，仅有丰富的临床经验和工作能力还是不够的，还必须能够应用最佳的科学证据，缺一不可。在指导病人和公众的口腔保健过程中，也必须是这样。不仅医生如此，作为每一个人，当你遇到口腔保健的问题时，也要用你个人的经验和通过适当的途径，寻找到科学证据，以便帮助你作出适当的决定，或者改变你的行为习惯。

口腔里有牙病，这是大家都知道的。但是很少有人知道，迄今为止也许还没有口腔专家对于人类的口腔疾病进行过盘点。所以，人口腔里究竟有多少种口腔疾病口腔专家也不一定能说得清楚。或许你也不明白，为什么人类的口腔里有那么多种疾病？在动物的口腔里虽然也有一些口腔疾病，但远没有人类那么复杂多变。

早在300多年前，发明显微镜的荷兰人列文虎克，从一个8岁男孩的口腔里，首先发现人类的口腔里有比当时荷兰全国人口还要多的“小动物”——细菌世界。为什么人类口腔里有如此种多的细菌？如此繁杂的病种？

现在可以告诉你的是：迄今为止，人类的口腔里有近300种疾病。口腔颌面部的疾病占一半以上，口腔黏膜疾病有40多种，而牙病只占其中的三分之一。口腔微生物学家告诉我们，人类的口腔里至少有300种微生物，也有说500多种的。最近10多年来，英美的科学家们通过合作研究，又在人类的口腔里发现了新的菌种，现在可以进一步明确地告诉你，人类的口腔里有600多种微生物，在1毫升唾液里就有1亿个细菌，人类口腔里的细菌总量比全球的人口还要多，并且大多数是有益菌或者是无害菌。其中只有一小部分有致病作用，不仅可以引起牙周疾病和龋病，而且还可以引起肺部、血液和皮肤的感染。几乎每一周都可以在口腔里有新的菌种发现。今后的研究任务是，不仅要研究口腔里的细菌的有害作用，还要研究它们的有益作用。

如果你只知道口腔里有几颗牙，就算丢了几颗，也挡不住吃喝，这样你就不会去关注口腔是否卫生，讲究不讲究口腔卫生也没有什么大不了的关系，即使全口牙都没有了，人也还是能活着，硬的东西吃不了，软的照样可以吃，如果你是这样认为的，那就没什么可说的了。

但是，如果你不是这么想，那就需要把这些问题搞清楚了，你才能找到一条正确的、通向口腔健康之路。

本书虽然还算不上是一本完善的指南，但是起码可以帮助你找到一个正确的口腔保健的方向，起到抛砖引玉的作用。希望能对你和你的家庭成员的口腔保健有所帮助。

2009年3月

目录

第 1 章　我国国民口腔卫生状况特点

“病从口入”是古人流传下来的警语，也是经验之精髓。其原意是疾病起于饮食不慎，至今已有十几个世纪。随着科学技术的发展，如今的“病从口入”已赋予了许多“病从口起”的新内容。

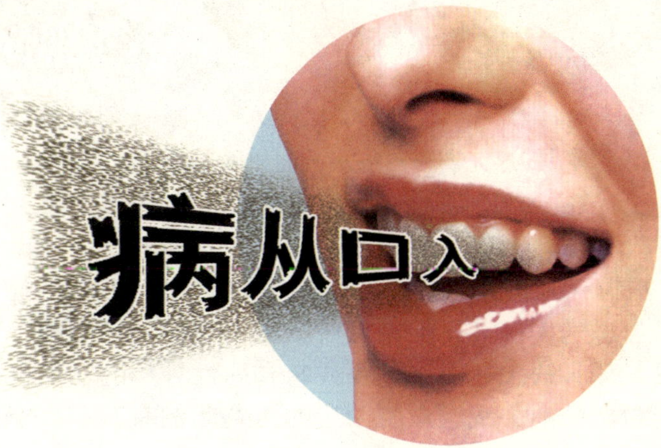

要做到讲究口腔卫生，一定先要有口腔保健意识，才能有兴趣去学习口腔卫生知识，才能花费一定的经费去购买适合自己的口腔保健用品，并花费一定的时间去学习和掌握口腔保健的基本方法，养成一个良好的口腔卫生习惯。

口腔健康，口气清新，笑口常开，一生愉快奉献毕生潜能，享受幸福人生。

每天坚持早晚刷牙，饭后漱口，预防意外伤害，定期口腔检查，发现疾病或可疑之处，及时找口腔医生检查诊断，有病及时治疗。如果能做到这些，那么，你就一辈子不会经历牙病的痛苦折磨，也不会因牙病而导致牙齿的过早丧失，真是可以做到“牙齿清洁，无龋齿，无疼痛，牙龈颜色正常，无出血现象”。

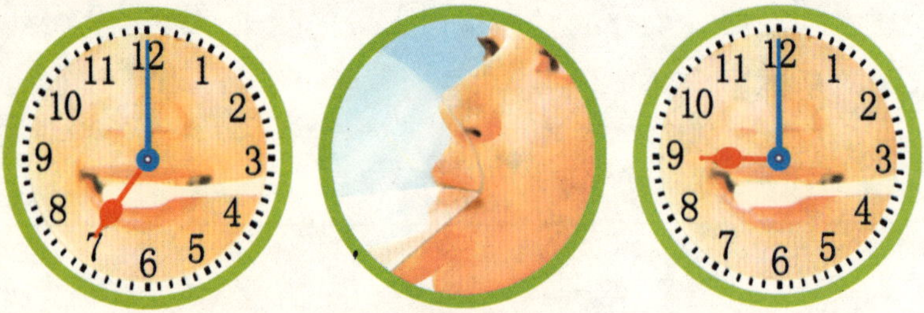

早起刷牙　　饭后漱口　　睡前刷牙

养成良好的口腔卫生习惯

第 1 节　我国口腔卫生的特点

根据《第三次全国口腔健康流行病学调查报告》显示，我国龋齿患病率极高，但绝大多数都不治疗。牙周健康者不足两成，牙齿缺失，口腔黏膜异常和恶性肿瘤的发生也存在很多问题。当前，我国口腔卫生的主要问题有以下 6 个方面：

◎软垢
◎牙石
◎食物残渣
◎牙龈炎
◎牙菌斑
◎口腔异味

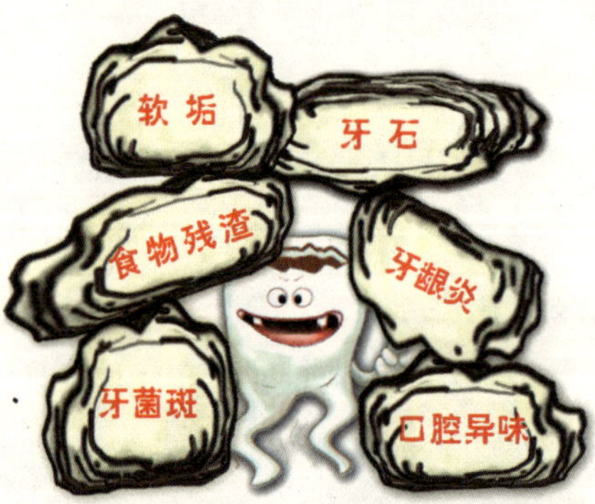

我国口腔卫生的主要问题

经过20年全国爱牙日口腔健康促进，我国学龄前儿童和小学生龋齿患病率出现下降趋势，但中老年人龋齿患病率仍呈上升趋势，并且中老年人的其他口腔卫生问题也很严重。

1．我国牙齿脱落状况及其原因

我国65岁以上老人有90%存在牙齿丧失，有7%全口无牙。在缺失牙齿的原因中，有55%是由于牙周病造成的，有45%是由于龋齿（含外伤等其他原因）造成的。

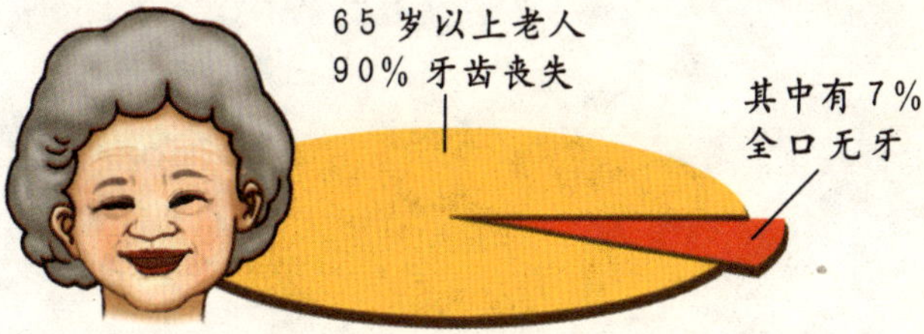

我国65岁以上老人牙齿缺失情况

2．牙齿松动的主要原因

牙齿功能不良，咀嚼困难的主要原因是由于牙周炎引起牙齿松动、脱落或拔除，或因龋齿破坏导至拔除，以及严重错船畸形等因素造成的。

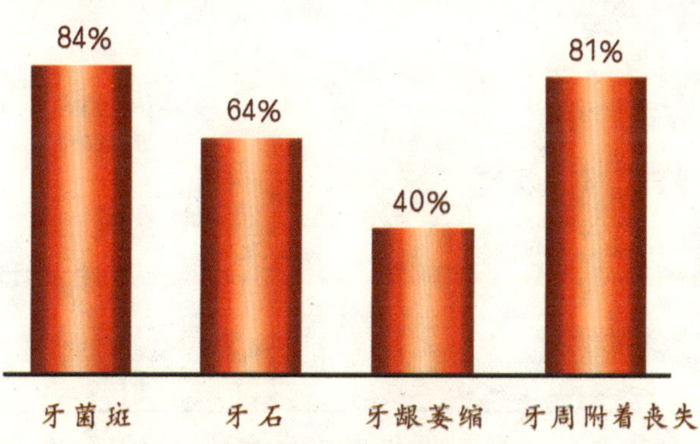

我国人群牙齿松动的主要原因

第 2 节　我国口腔卫生的状况

根据最新的《第三次全国口腔健康流行病学调查报告》显示，口腔健康情况分别如下：

1. 龋齿检出率

我国龋齿患病率检出状况

项　目	35～44 岁	65～74 岁
患龋率	88.1%	98.4%
治疗率	8.4%	1.9%
性　别	男性低于女性	男性低于女性
地　域	城市高于农村	城市低于农村

我国根龋* 患病率检出状况

项　目	35～44 岁	65～74 岁
根龋患病率	32.7%	63.6%
治疗率	2.8%	1.9%
性　别	男性低于女性	男性低于女性
地　域	城市低于农村	城市低于农村

* 根龋指牙龈退缩后发生在牙根面的龋齿。

2. 牙周健康检出率

牙周健康是指口腔内无牙龈出血、无牙周袋及无附着丧失或附着丧失不超过3毫米的状况，医学上定义为牙周健康。

我国牙周健康状况

项　目	35～44岁	65～74岁
牙周健康率	11%	1.3%
性　别	男性低于女性	男性低于女性
地　域	城市低于农村	城市低于农村

以上数字说明，牙周完全健康者人数很少，随着年龄增大变化，牙周健康状况急剧下降，特别是65岁以上的老年人牙周健康者还不足1%。

3. 牙周疾病检出率

牙龈出血、牙周袋、附着丧失* 检出率

项　目	12岁	35～44岁	65～74岁
牙龈出血	60%	83%	72%
牙　石	62%	98%	89%
浅　袋	–	39%	50%
深　袋	–	5%	10%
附着丧失	–	38.9%	71.3%

* 牙周附着丧失指牙齿周围自釉牙骨质界以下牙龈退缩累积的状况。

4. 牙齿缺失检出率

牙齿缺失和义齿（假牙）修复状况

项　目	35～44 岁	65～74 岁
牙齿缺失率	37%	86.1%
义齿修复率	11.6%	42.6%

5. 口腔软垢*

口腔软垢指数（无软垢指数为<1%）

项　目	软垢指数 0	最高指数 5
12 岁	0.84%	40.76%
18 岁	0.88%	31.16%
35～44 岁	0.99%	36.90%

* 软垢指牙齿表面沉积的软性物质，包括菌斑与食物残渣等。所有年龄组软垢指数较高，有效刷牙较差。

（资料来自第二次全国口腔健康流行病学调查）

6. 口腔黏膜异常检出率

口腔黏膜异常状况

项　目	35～44 岁	65～74 岁
口腔黏膜异常	4949/10 万	7965/10 万
脓　肿	2052/10 万	4399/10 万

7. 恶性肿瘤检出率

口腔恶性肿瘤状况

项　目	全国检出率	65～74岁
恶性肿瘤	17/10万	30/10万

8. 氟牙症患病情况

虽然第三次全国口腔健康流行病学调查结果显示，12岁儿童氟牙症的患病率为12%，属于正常范围以内，但是在我国，水源性与氟源性污染的地区还比较多，氟牙症患者有几千万人。例如三峡地区氟牙症患者达150万人，重病区达90%；天津市12岁儿童达51.7%，农村高达71.8%。

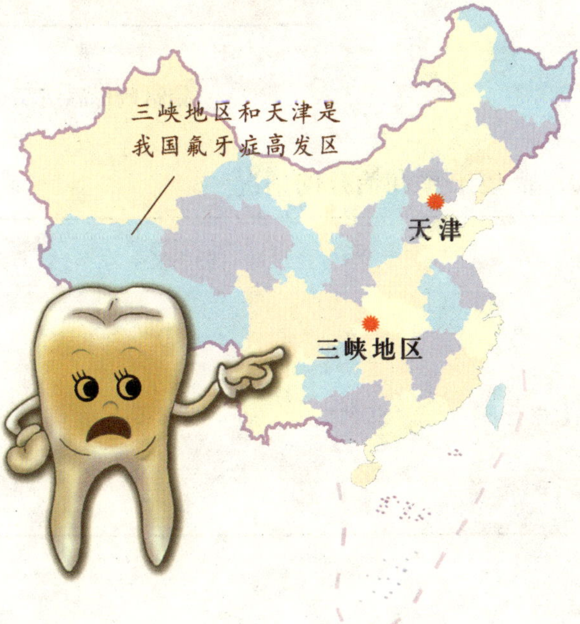

9. 错殆畸形患病状况

所谓错殆，就是牙齿里出外进、拥挤不齐的意思。据2000年中华口腔医学会口腔正畸专业委员会在我国7个地区组织的调查结果表明，儿童乳牙期错殆患病率为51.84%，替牙期为71.21%，恒牙期为72.9%，比20世纪60年代的一些报告上升20%以上，主要原因可能与儿童和青少年的龋病高发有关。

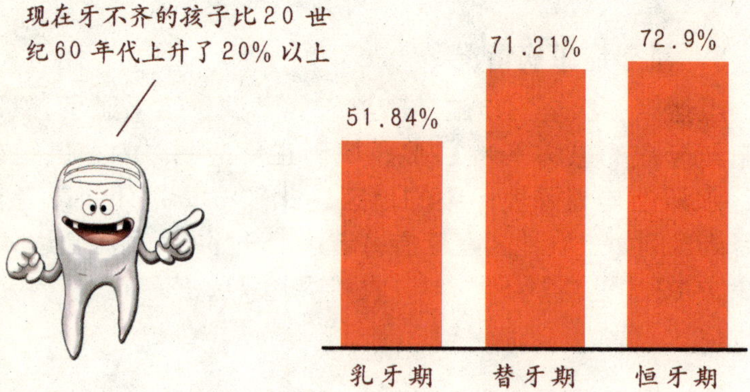

错殆畸形患病率

10. 需要干预和治疗的情况

项　目	12岁	35～44岁	65～74岁
卫生指导	60%	90%	93%
洁治（洗牙）	62%	98%	89%
复杂治疗	–	5%	10%

第 2 章　口腔的结构与功能

口腔是人体第一道对外开放的大门。从一个人出生后几个小时起就有细菌开始进入口腔。细菌种类逐渐增多，数量增加，其他微生物也随之而入。口腔是一个微生物的天堂，人体四大菌库之一。一般人的口腔里有 600 多种微生物，其中长期定居的就有 20 多种。

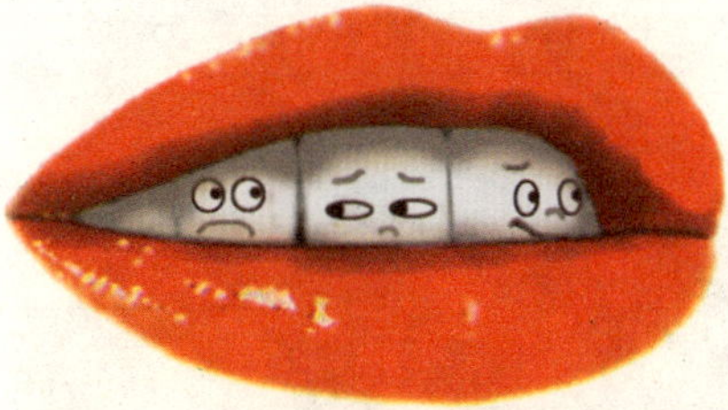

出生后几小时细菌和微生物就从口腔进入

口腔是人体微生物聚集最多的场所，具有最适合各种微生物生存的环境条件。例如，适宜的温度、湿度、营养，各种不同的氧水平、酸碱度，还有口腔的复杂组织结构和唾液。如果能够保持口腔生态环境处于平衡状态，就可以保持口齿健康；一旦这种平衡失调，就可能引起某些有害微生物过度生长，从而引起某种口腔疾病。

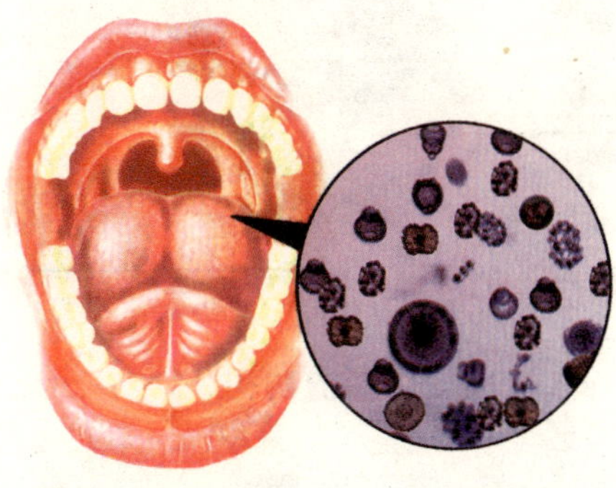

口腔中有些微生物是引起人体疾病的危险因素

第 1 节　口腔的结构与功能

1. 口腔的结构

口腔是消化系统的一部分，又是呼吸系统的辅助通道，由上、下唇向内至咽部之间的一段空腔，由上、下颌骨及牙齿、舌、唾液腺、牙周组织、口腔黏膜等组成。

2. 口腔的功能

口腔有咀嚼、吞咽、言语、唾液分泌、感觉和呼吸等功能。

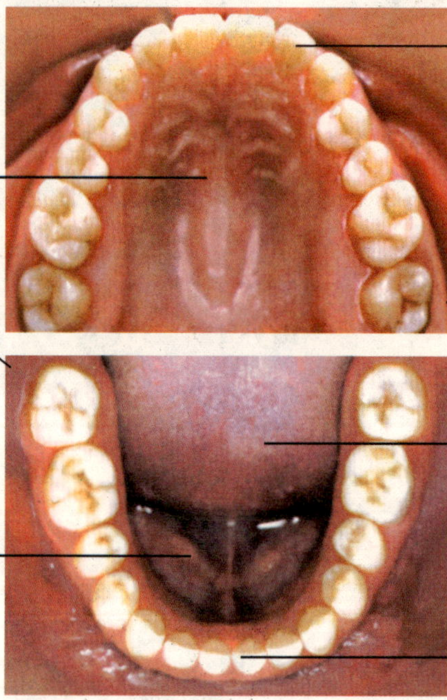

口腔的结构

第 2 节　唾液的功能

1. 唾液的组成

唾液俗称口水，是一种透明的黏性液体，主要由水以及无机离子电解质和有机成分（如酶等）组成，是由唾液腺分泌的。人的口腔中有三对大的唾液腺以及无数分布在口腔舌、唇、颊、腭等黏膜下的小唾液腺。

2. 唾液的功能

唾液有天然的保护功能，不仅有湿润口腔黏膜的润滑作用，帮助消化的作用，而且还能清洁口腔，有一定的杀菌和抑菌作用。“口水”就从这里源源不断地分泌而出。正常成人每日唾液分泌量为1000～1500 毫升。

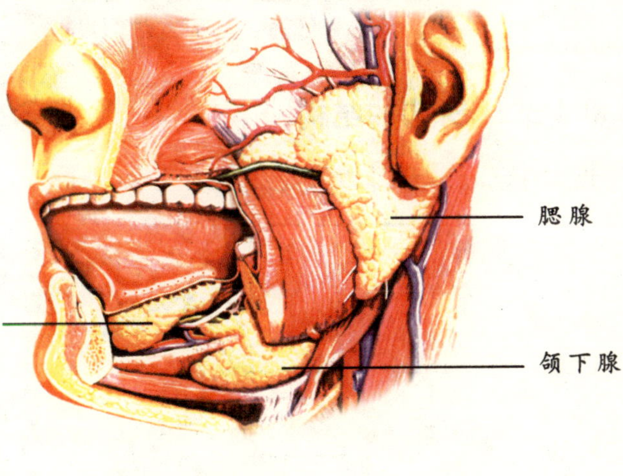

唾液腺

第 3 节　牙龈、口腔黏膜的功能

正常健康牙龈和黏膜上皮像是一道物理屏障，能阻止异物、微生物侵入，而上皮内的细胞又是一道免疫细胞屏障，起吞噬细菌的作用，同时还是一道免疫球蛋白屏障，当各种细菌、毒物、抗原物挑战时，能即刻做出免疫反应。

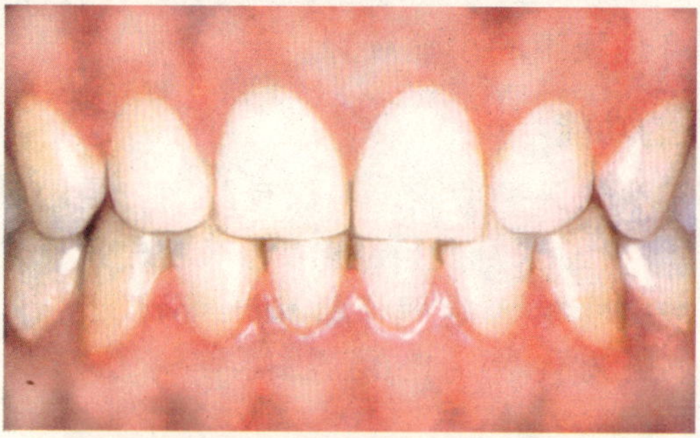

健康牙龈的颜色呈浅淡或珊瑚粉色，紧贴着牙面，坚实，龈沟浅

第 4 节　牙齿的结构

牙齿由牙冠、牙颈以及牙根三部分组成。

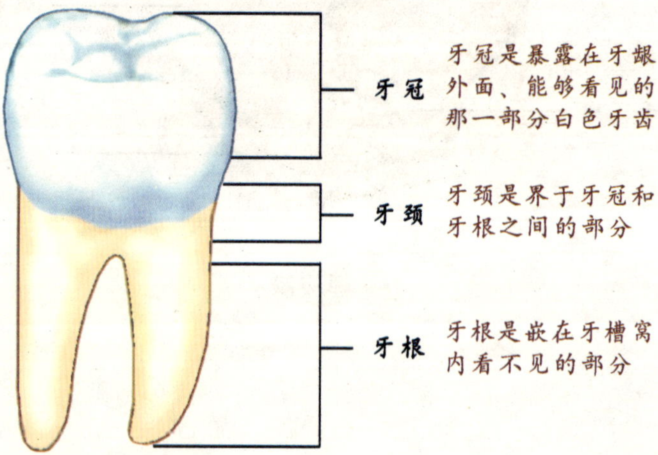

牙齿本身包含着三种矿化的硬组织和一种软组织。三种矿化的硬组织是牙釉质、牙本质以及牙骨质；软组织是牙髓组织。

1．牙釉质

牙釉质俗称珐琅质，覆盖在牙冠部的牙本质表面。它的颜色与釉质的矿化程度有关，矿化程度越高，釉质就越透明，矿化程度越低则透明度差。乳牙釉质矿化程度较低，故呈乳白色，最容易受到酸侵蚀而发生早期龋。

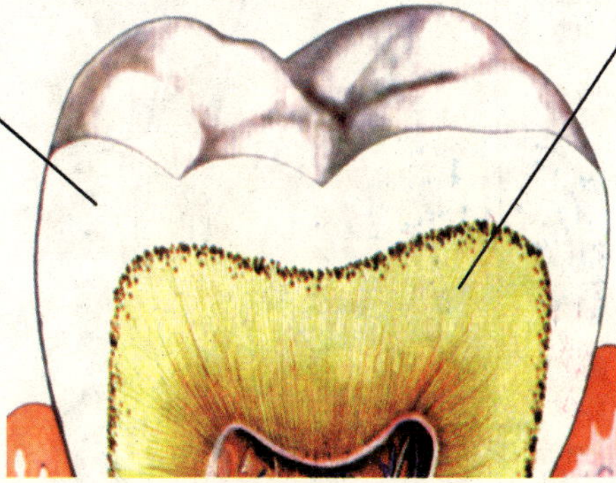

牙釉质和牙本质

2．牙本质

在牙釉质与牙骨质的内层则是略呈象牙黄色的牙本质。牙本质是牙齿的主体部分。牙齿冠部的牙本质被牙釉质所覆盖，根部的牙本质被牙骨质覆盖。

牙本质的硬度比牙釉质低，比骨组织高，颜色淡黄，稍有弹性。牙本质对于机械力、温度以及化学刺激均有敏锐的感觉。如果牙釉质磨损过快、过多，容易引起牙齿过敏，称为“牙本质过敏”，遇冷、热、酸、甜刺激可有疼痛不适感觉。

3．牙骨质

牙根的外层则包有白色致密的牙骨质。牙骨质覆盖在牙根的表面，色淡黄，硬度和骨组织相似。

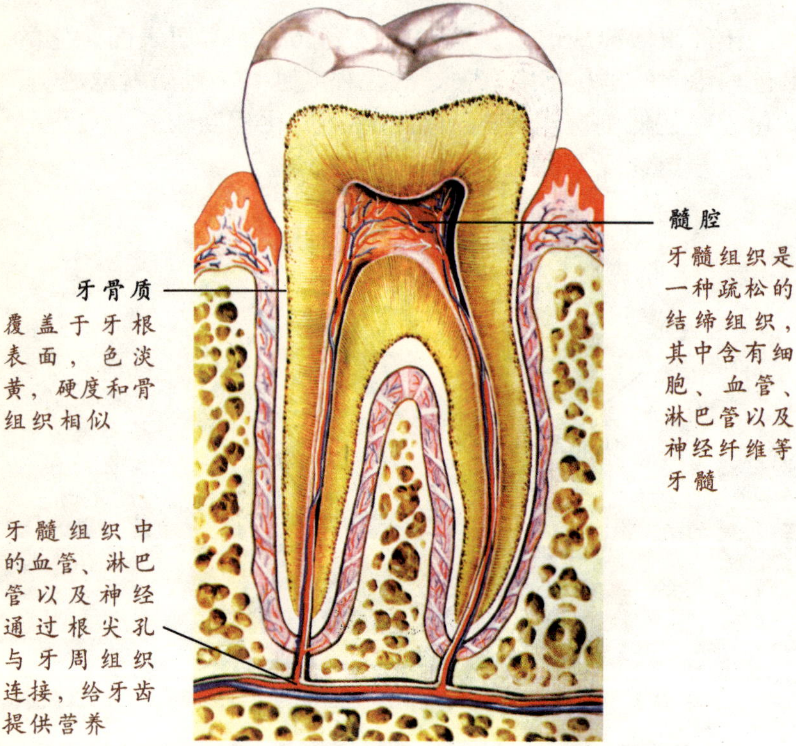

牙骨质和牙髓组织

4．牙髓组织

在牙齿中央有一个与牙体外形相似的空腔，称为髓腔。髓腔内充满牙髓组织。牙髓组织是一种疏松的结缔组织，其中含有细胞、血管、淋巴管以及神经纤维等，俗称“牙神经”，但并不是单纯的“牙神经”。它对于外来刺激的疼痛反应最为敏感，如果牙髓发炎，真是疼起来“要人命”。

5．牙周组织

牙齿周围的组织叫牙周组织，它包括牙龈、牙骨质、牙周膜和牙槽骨 4 种组织。

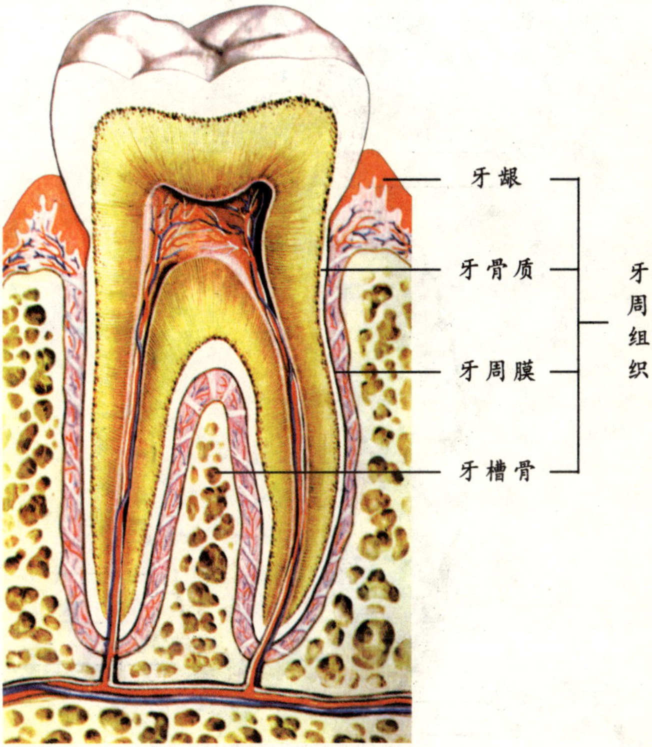

牙周组织

牙骨质虽然属于牙体组织，但它与上述 3 种组织共同组成一个功能系统，将牙齿牢固地附着于牙槽骨而不松动，发挥咬合功能，并形成口腔黏膜与牙齿硬组织之间良好的封闭状态，所以习惯上将这 4 种组织合称为牙周组织。

第5节　牙齿的形态与功能

1. 切牙

正面呈铲形，侧面呈楔形，只有1个牙根。人有上、下、左、右中切牙和侧切牙共8个，主要功能是切断食物，帮助发音和保持美观

2. 尖牙“犬齿”

位于口角处，牙冠呈楔形，有1个突出的牙尖，能穿刺和撕裂食物，使口角丰满。有一个牙根，长大、粗壮。人有上、下、左、右共4个尖牙

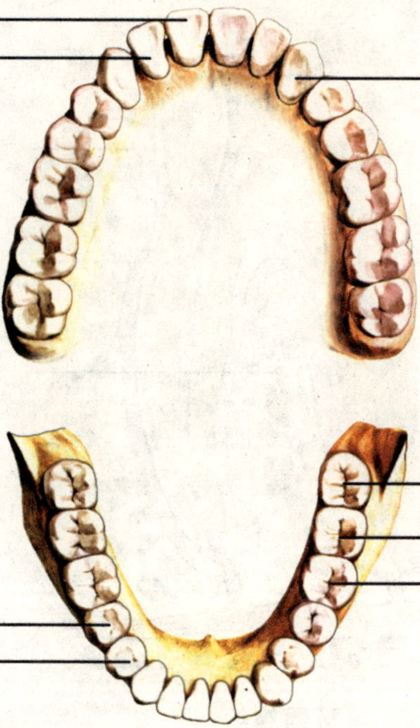

3. 前磨牙“双尖牙”

牙冠呈立方形，有一个咬合面，一般为双尖，有协助尖牙撕裂及协助磨牙捣碎食物的作用。牙根扁，有1～2个牙根。人有上、下、左、右第1和第2双尖牙共8个

4. 磨牙

位于牙列的最后，牙冠呈立方形，咬合面宽大，上有4～5个牙尖，沟、窝、尖嵴多，结构复杂，便于磨细食物。一般上磨牙为3根，下磨牙为双根。人有上、下、左、右第1、第2和第3磨牙共12个

第3章 牙齿的发育形成

第1节 乳 牙

人的一生有两副牙齿，乳牙和恒牙，乳牙共有20颗。新生儿出生时，绝大多数口腔中是看不到牙齿的，但实际上在母亲怀孕的第5～6周时，胎儿牙齿的“胚芽”就开始生长发育了。到怀孕的3～6个月期间，恒牙牙胚也开始发育，在胚胎期，牙板细胞形成上、下颌骨各有10个的乳牙牙胚。这些牙胚在出生前都已形成但是还没有发育完全。

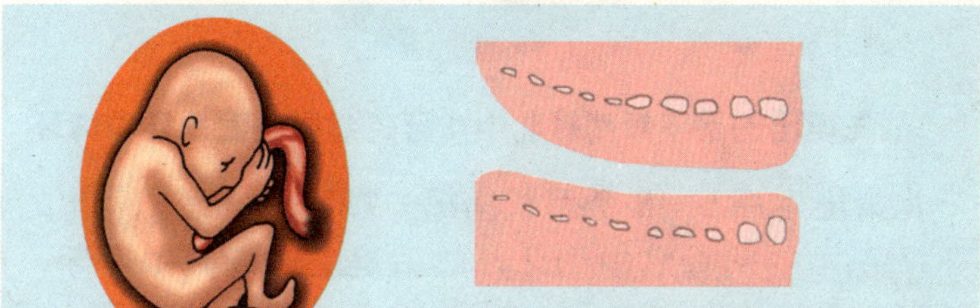

胎儿5个月时牙齿的“胚芽”

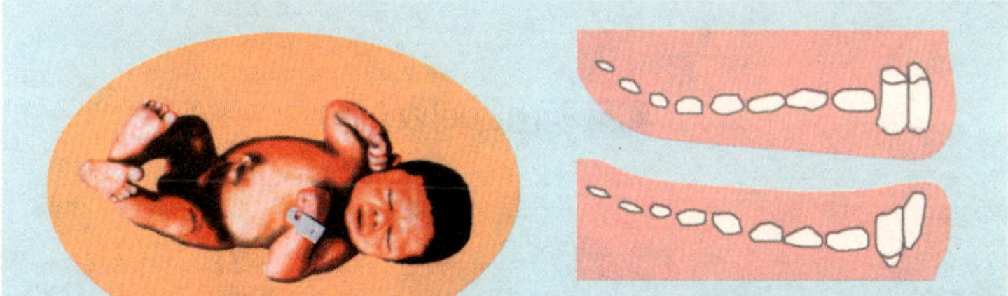

出生时乳牙牙胚

人类在胚胎期可形成上、下颌骨各10个乳牙牙胚

全部乳牙牙胚的形成和钙化均在胚胎期进行。牙胚形成之后，钙盐逐渐沉积到牙基质中钙化，当整个牙冠完全钙化之后，这颗牙齿才算初步形成。这时，通过X线检查，可以看到发育中的牙齿组织。

乳牙从胚胎第2个月开始发生，到儿童3岁多牙根完全形成，需经历2～3年的发育过程。有的孩子出生时口中就有牙（俗称“马牙”），这是极少见的异常情况，绝大多数的新生儿在出生时口中是没有牙的。

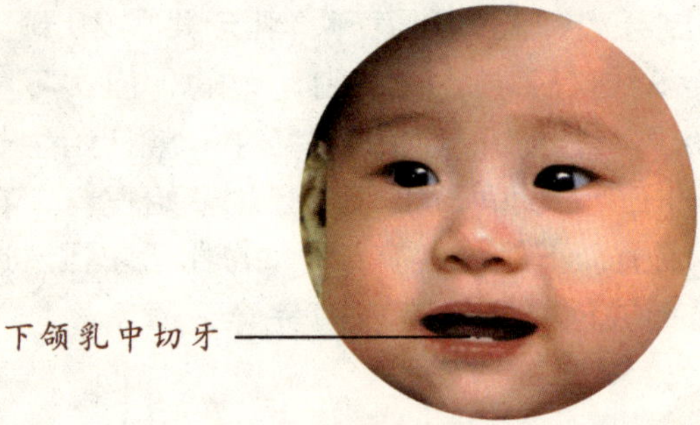

最先萌出的是下颌两颗乳中切牙，然后是上颌乳中切牙

儿童出生后6～8个月长出第一颗乳牙。最先萌出的乳牙是下颌正中的两颗乳中切牙，然后是上颌的乳中切牙，再次是下颌与上颌的乳侧切牙（每一侧的第2颗），第1乳磨牙（每一侧的第4颗），乳尖牙（每一侧的第3颗），以及第2乳磨牙（最后一颗）。到两岁半左右，长齐所有乳牙。

乳牙萌出时间表(月)

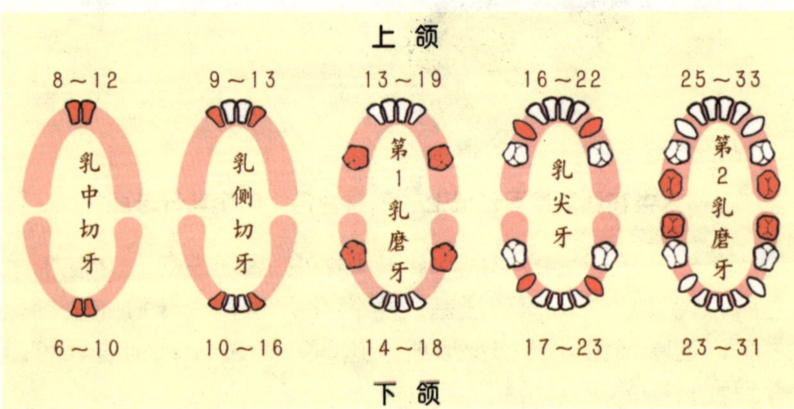

1. 乳牙与恒牙的区别

儿童替牙期，口腔内有乳牙也有恒牙。怎样区分乳、恒牙，必须要掌握乳牙的形态特点。

区 别	乳 牙	恒 牙
大 小	比较小	比较大
色 泽	色白、光泽差	微黄，更有光泽
钙化程度	钙化程度低磨耗明显	钙化程度高磨耗少
	所要替换的乳磨牙体积大于恒双尖牙	

孩子的出牙时间有一定的规律，同时也存在着个体差异，但是孩子 6 个月和 6 岁是出牙、替牙的重要时期，家长要特别关注孩子的牙齿使其健康地生长发育。6 岁开始替牙，12 岁牙齿替换完成，即 12 岁孩子有一口完整的恒牙（28 颗，此时第 3 恒磨牙尚未萌出）。

2. 乳牙的作用

乳牙在儿童的生长发育过程中有着举足轻重、不可忽视的作用。乳牙不仅是婴儿期、幼儿期以及学龄前期孩子的重要咀嚼器官，而且对孩子的生长发育、正常恒牙列的形成等都起着重要的作用。

首先，婴幼儿期是生长发育的旺盛期，健康的乳牙有助于摄入食物，良好的咀嚼产生功能性刺激，对于儿童颌骨和牙弓的发育乃至日后恒牙的萌出、生长以及排列都很关键。

其次，乳牙的存在为继替恒牙的萌出预留间隙，对恒牙的萌出有一定的诱导作用，如乳牙龋坏和早失，都可造成继替恒牙萌出时间错乱或错位萌出。而且，乳牙期正是儿童学习发音、语言的时候，正常的乳牙列有助于正确发音。

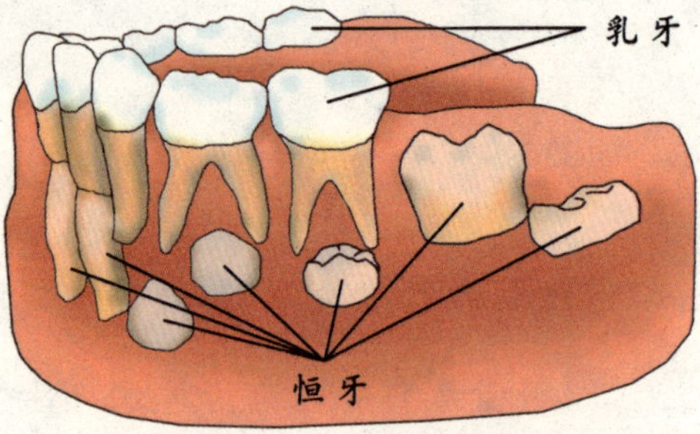

乳牙早失可造成恒牙错位

第2节　恒 牙

恒牙是继乳牙脱落后的第二副牙齿，每颗乳牙牙根下面都有一颗正在生长中的继替恒牙。乳牙牙根在继替恒牙的顶压下逐渐吸收，乳牙开始脱落，位置由恒牙取代。至12岁，28颗恒牙全部萌出。20岁左右，第3恒磨牙（智齿）开始萌出。

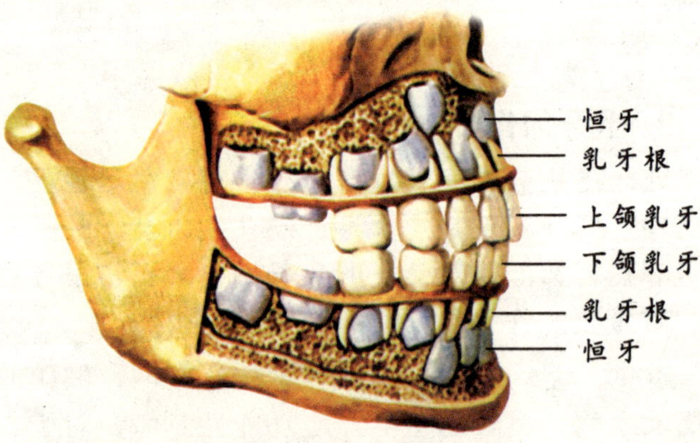

每颗乳牙牙根下面都有一颗继替恒牙

1. 六龄牙

六龄牙是儿童6岁左右萌出的第一恒磨牙，也是口腔中萌出最早的恒磨牙，也是最早、最容易发生龋齿的恒牙。上下左右共有4颗。每颗都位于第二乳磨牙的后面，它们不是乳牙，而是不再替换的恒牙。

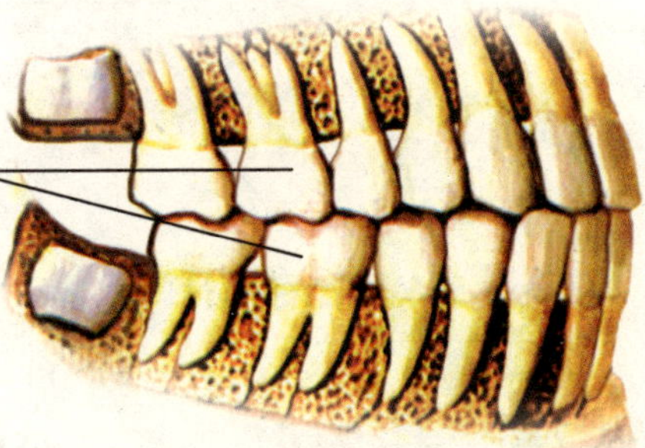

六龄牙不是乳牙，是恒牙

六龄牙为恒牙列中的关键牙齿，牙冠最大，牙尖最多，它的牙根长而粗壮，是一颗很有力量的牙齿，不愧是牙列中的“中坚力量”。能发挥强而有力的咀嚼功能。咀嚼时所产生的碾磨作用也最大。需要特别关注和保护。

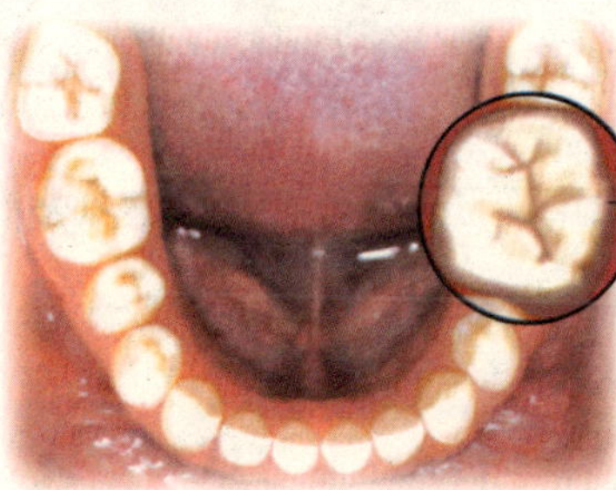

六龄牙牙冠大、牙尖多、牙根粗壮

六龄牙还能促使儿童颌面骨骼颌肌肉的协调发育，使儿童颜面端庄匀称。在保持上下牙列的正常咬合关系中起着很重要的定位作用。如果过早缺失，可导致其他牙齿的移位，后牙就会向前移动倾斜，使牙齿萌出出现紊乱，导致牙齿排列不齐，咬合关系紊乱。

2. 其他恒牙

从6岁左右开始，在六龄牙的前后位置上相继萌出恒牙，到12～14岁第2恒磨牙萌出时为止，需要8～9年时间。这其中有的继替恒牙会从乳牙脱落的位置萌出，有的则是后来增加的牙齿。

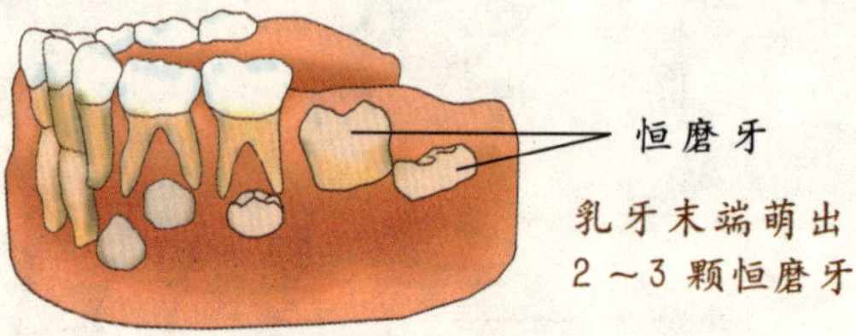

恒牙萌出的标准时间

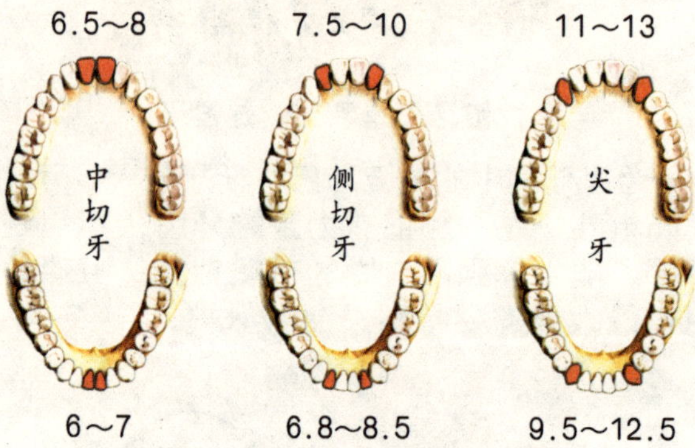

上下切牙、尖牙萌出年龄（岁）

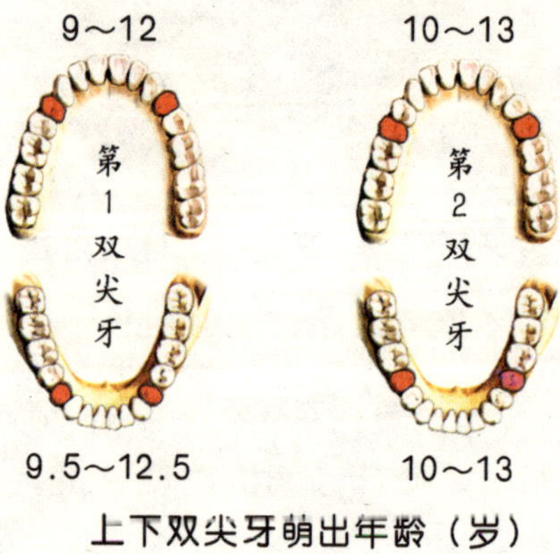

上下双尖牙萌出年龄（岁）

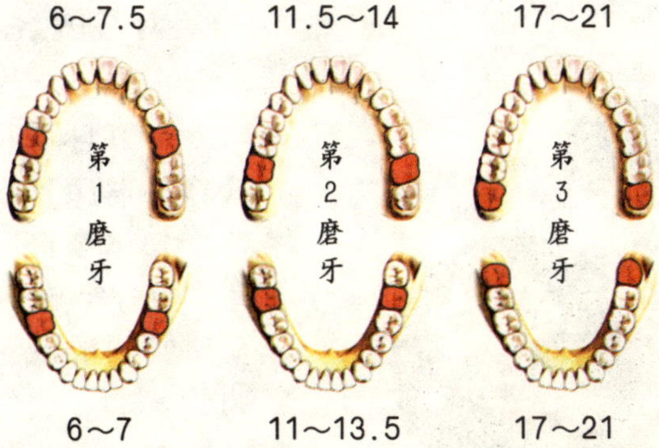

上下磨牙萌出年龄（岁）

第 3 节　影响儿童牙齿发育的因素

牙齿的发育和机体其他器官的发育一样，也受多种因素影响，影响牙齿生长发育的因素，可归结为遗传因素与环境因素两方面。一般来说，影响因素出现得越早、越持久，其影响力就越大、越明显。也就是说，影响因素的性质、强度以及持续时间与影响作用的后果直接有关。

1. 遗传因素

人类在进化过程中，随着食物由生到熟，由粗到细，由硬到软的逐渐改变，人类的咀嚼器官也随之逐渐趋向退化。因而现代人的颌骨比原始人小，牙齿数目也减少，常出现小牙畸形或先天缺牙。有些人的牙齿形态或错𬌗畸形也可以在亲代和子代间重复出现。

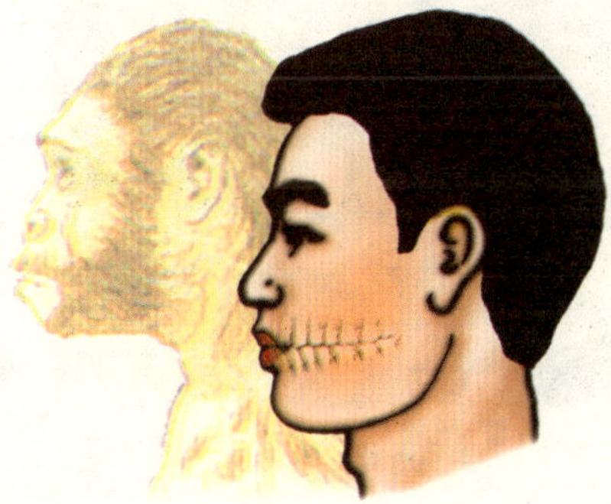

现代人颌骨比原始人小，牙齿少

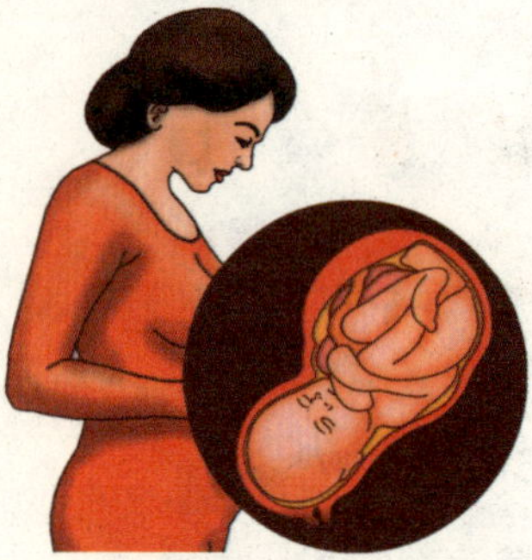

孕期营养和疾病会
影响胎儿牙齿发育

2. 环境因素

◎先天环境因素　儿童的牙齿发育好坏和母亲妊娠期的营养与健康状况关系极为密切。如母亲怀孕期间营养不良，特别是蛋白质、维生素以及矿物质的缺乏可以直接影响胎儿的牙齿发育。母亲在妊娠的早期受病毒、某些药物、环境污染、X线照射等因素作用，也可影响胎儿的牙齿发育。

◎后天环境因素　包括早产、婴幼儿期营养失调、某些疾病、药物的作用以及机械外力,不良习惯等都可以影响儿童牙齿的发育。

儿童牙齿发育期服用四环素药物，可造成牙齿的四环素染色。饮水中或食物中含氟量过高，可导致氟牙症。机械外力的作用，可导致牙齿的畸形，如弯曲牙等。

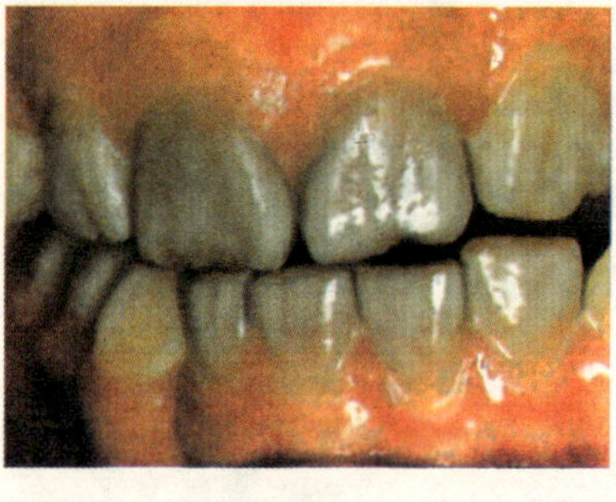

四环素牙

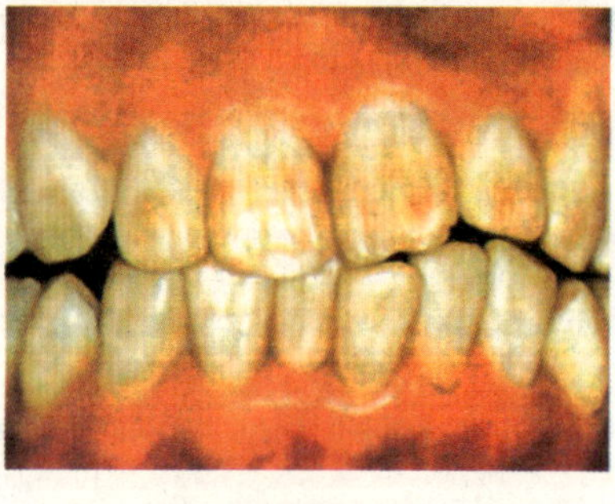

氟斑牙

第4章　常见口腔牙齿疾病

第1节　龋齿（虫牙）

龋齿是发生在牙齿硬组织的疾病。牙齿一旦发生了龋坏，如果不尽快预防和治疗，常常是难以停止的，它不但使牙齿硬组织脱矿、松软、崩解，形成龋洞，而且还可以向纵深发展，侵入牙髓和根尖周组织，严重者可使牙齿丧失。如果突然发现孩子的龋齿很多，而且发展迅速，很快形成龋洞，称为猖獗龋。

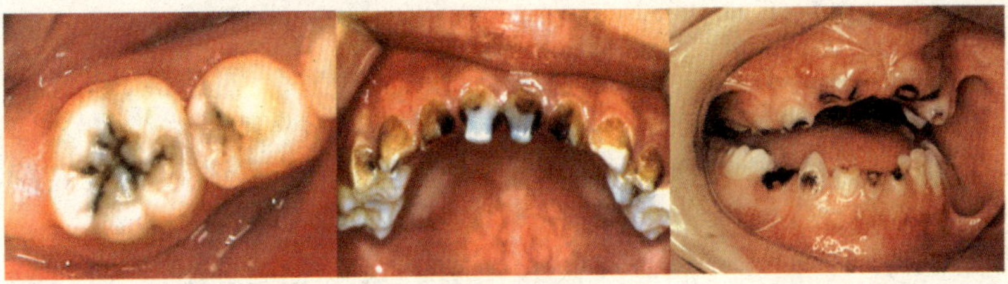

龋　齿　　　猖獗龋　　　猖獗龋

临床症状不同的龋齿

引起龋齿发生的因素有细菌、食物、牙齿状况以及作用时间四个主要因素。

1. 细　菌

在龋病的发生中起主要作用的细菌为致龋细菌。如果没有致龋菌的作用，牙齿是不会患龋的。能引起龋齿的细菌很多，其中与龋病关系最为密切的是变形链球菌，还有乳酸杆菌。

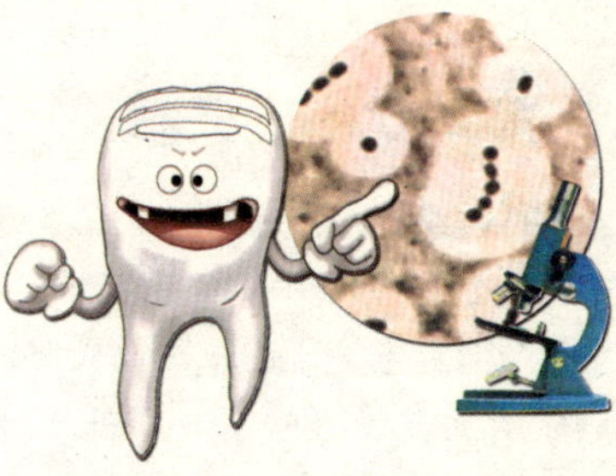

致龋细菌是变形链球菌

致龋菌利用口腔内的碳水化合物产生酸，酸能够溶解牙釉质，使坚硬的牙齿破损，形成龋洞。俗称为“虫牙”、“蛀牙”，实际“虫牙”是由肉眼看不见的细菌引起的。

2. 食 物

致龋食物主要是糖类。糖是细菌营养和能量的来源。糖被细菌利用产生的酸，可以直接破坏牙齿组织，所以，糖是细菌产生龋病的物质基础。

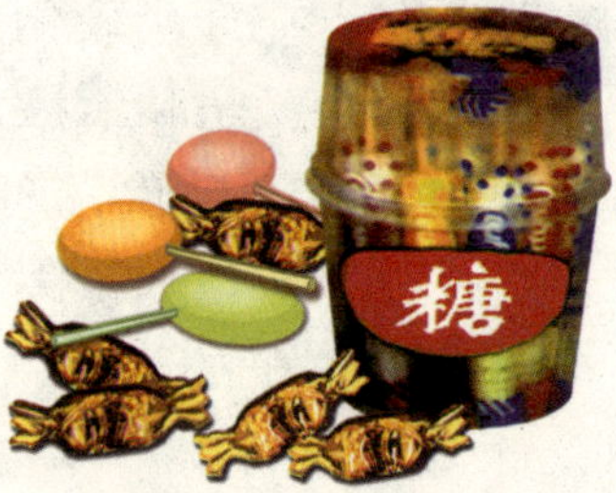

3. 牙齿状况

发育和矿化不良、牙面窝沟点隙较多；排列拥挤、错位、重叠的牙齿；义齿卡环接触处、接触不良的套冠边缘处，口腔内矫正器的存在等，是存留食物残渣、滞留细菌、集聚菌斑的部位。

排列整齐、表面光滑的牙齿有较强的自洁能力，可以防止食物残渣和细菌的滞留，并有较多的矿物质可以提高牙齿的抗龋能力。

4. 作用时间

龋病的发生也涉及时间因素。尽管有了致龋细菌、含糖食物以及易感的牙齿等三个因素，龋病也不会立即产生，只有在这些因素作用一段时间之后方可发生。

第 2 节　乳牙龋

乳牙龋又称喂养龋或奶瓶龋。在我国儿童中患病率高得惊人，100 个孩子中间竟有 70～80 个孩子有龋齿，而且每个孩子有 4～5 颗龋齿。在许多发达国家却恰恰相反，大多数学龄前儿童没有龋齿，一口白花花的牙齿十分可爱，100 个孩子中只有 20～30 个孩子有龋齿，并且龋齿数量也少得多。

1. 乳牙龋的特点

◎患病率高，发病时间早　近年来，随着人们生活水平的提高，龋病的患病率出现上升的趋势。乳牙一经萌出便可以患龋，据调查，儿童2岁有20%患有龋齿，3岁后患龋率迅速上升到50%左右，6～8岁达到高峰患龋率高达70%以上。而随着乳牙的脱落，恒牙的萌出，在混合牙列时期，乳牙患龋率下降。

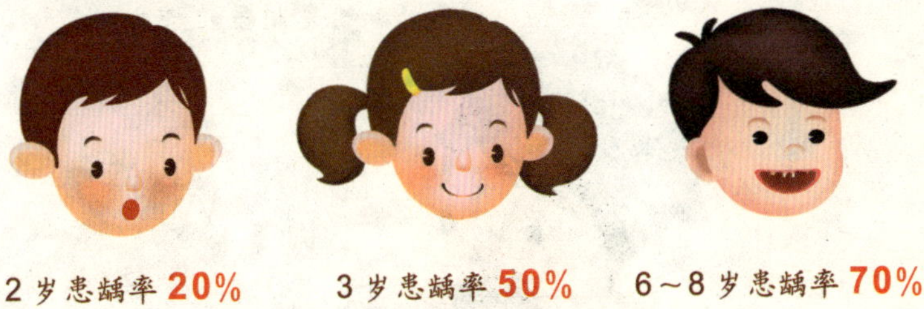
2岁患龋率20%
3岁患龋率50%
6～8岁患龋率70%

我国儿童龋齿发病情况

◎发展迅速　由于乳牙的牙釉质和牙本质较薄，矿化程度低，所以乳牙一旦患龋，龋病很快向深层发展，如果不及时治疗，很容易发展成牙髓炎、根尖周炎，牙槽脓肿等。

◎龋齿牙数多，龋病范围广　每颗乳牙几乎均可患龋，其中以下颌乳磨牙患龋的机会最多。通常，一个儿童口腔中有多颗乳牙患龋，而一颗牙齿又可能有多个牙面发生龋坏。

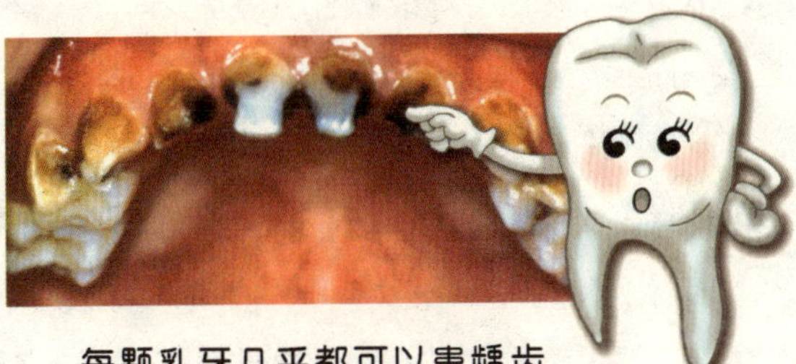

每颗乳牙几乎都可以患龋齿

◎自觉症状不明显　乳牙龋病进展快，但自觉症状不如恒牙明显，早期无明显症状，不易被家长发现，常常小儿叫牙疼时已发展为牙髓炎或根尖周炎。所以在儿童牙齿萌出期，应每3～6个月作一次口腔健康检查，一方面可以进行口腔保健咨询，另一方面可以发现早期龋齿，早进行治疗。

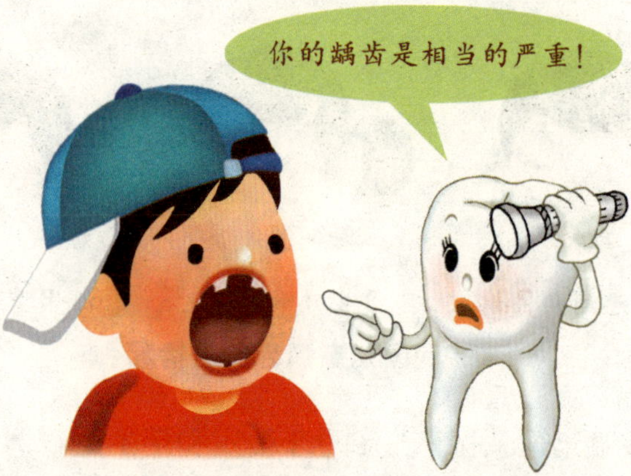

牙齿萌出期应每3～6个月作一次口腔健康检查

2. 乳牙龋的原因

虽然中国儿童乳牙龋患率很高的原因还不很清楚，但是如果乳牙的牙齿发育不好，如牙釉质发育不全，含糖食物摄入过多，口腔清洁差或不良喂养方式等不良因素是儿童乳牙特别容易患龋的主要原因。

◎牙体组织薄、矿化程度低　乳牙的牙釉质和牙本质均比恒牙薄，表层矿化不足，耐酸力差，患龋后极易从表层向深层进展。有的发育不良和矿化不良的乳牙，常常在牙齿尚未完全萌出时就出现了龋齿。

◎含糖食物摄入过多　儿童的饮食多为软质饮食，如牛奶、糖、果汁、饼干及各类甜饮料食品等，这些食品含糖量高，黏性大，容易附着在牙齿表面发酵产酸，致龋力强。且儿童饮食中纤维性食物较少，通过食物摩擦牙面的自洁作用相对较差。

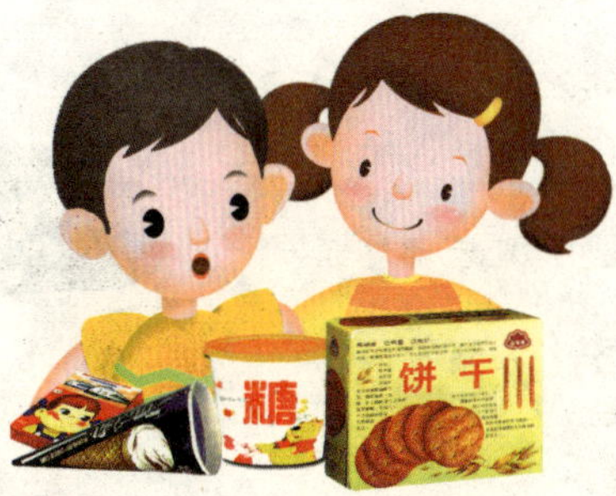

甜食容易在牙齿表面发酵产酸

◎口腔清洁差　由于儿童睡眠时间长，睡眠中唾液分泌量减少，口腔处于静止状态，很不利于牙齿的清洁，使食物残渣滞留于牙面，形成牙菌斑，增加了牙齿患龋的机会。另外，很多家长在小孩子不会自己刷牙的情况下，也不注意孩子的牙齿清洁，待孩子能够自己刷牙后也没有认真督促，致使孩子口腔卫生不良，牙齿保洁作用差。

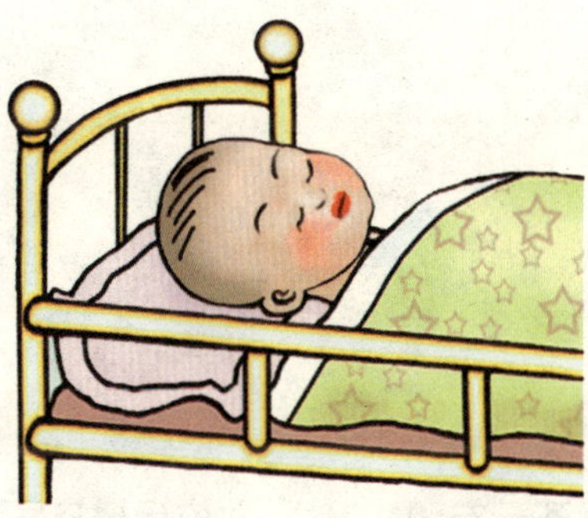

儿童睡眠中唾液少，不利于牙齿清洁

◎认识误区 有不少家长认为“乳牙是暂时的，好坏无关紧要，因为早晚要换牙”。这种想法是错误的。乳牙龋齿不及时治疗，乳牙龋进一步发展为牙髓炎、根尖周炎时会对下方正在发育的恒牙牙胚造成不良影响，可能会导致恒牙牙釉质发育不全，甚至不发育，引起牙源性囊肿。

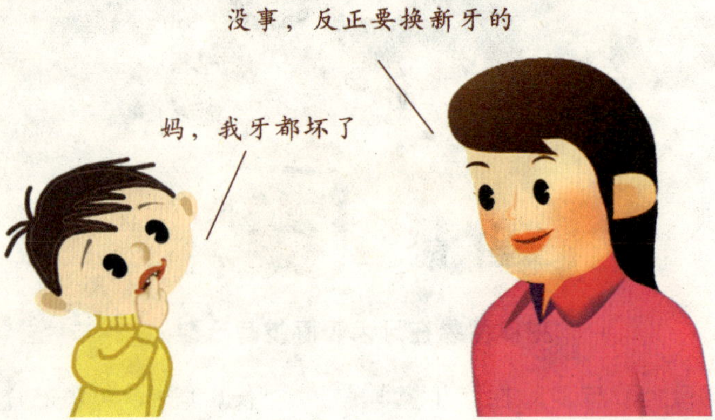

乳牙龋坏严重可导致乳牙早失，恒牙受影响萌出过早或过迟，常发生排列紊乱和位置不足，使牙颌关系紊乱、恒牙错聆畸形，儿童呲牙咧嘴，影响面容。乳牙龋坏使儿童不敢用患侧咀嚼，久之养成偏侧咀嚼习惯，颌骨发育不对称形成歪脸。

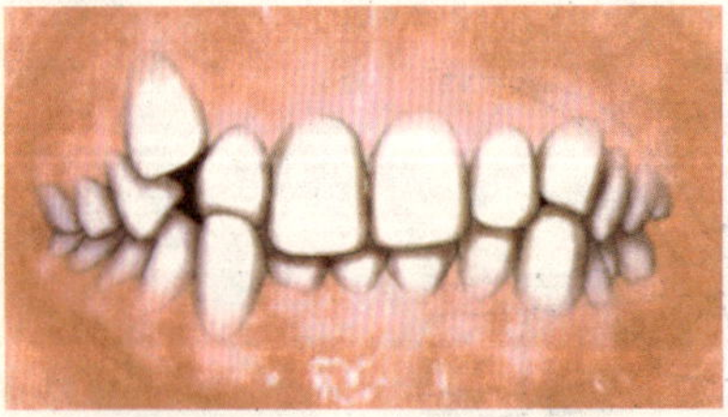

上前牙拥挤不齐，右侧上尖牙错位、间隙不足

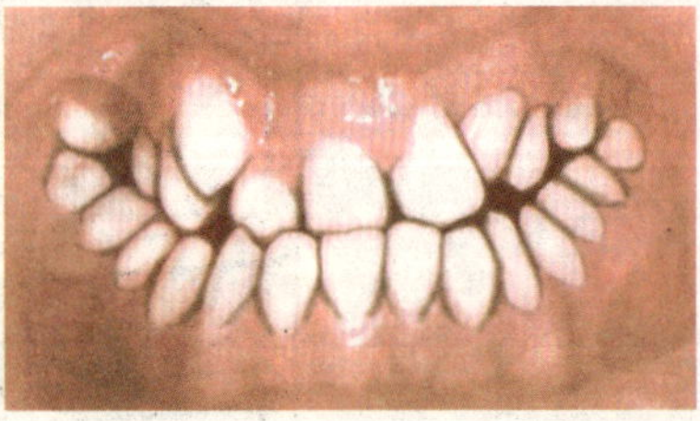

上前牙拥挤反聆，间隙明显不足

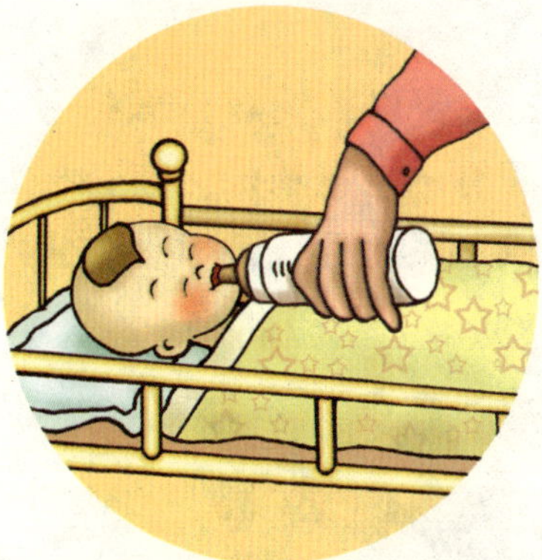

切勿长期用奶瓶给孩子喂甜食

◎喂养方法不当　一些家长长期用奶瓶喂养孩子，总认为奶瓶喂养方便，爱用奶瓶喂食哄孩子睡觉，日久天长，养成习惯，孩子离不开奶瓶。另外孩子爱吃甜食，家长就用甜食频繁喂养孩子，当孩子断奶后，有些家长给孩子无论是喂牛奶，还是给水喝，总喜欢加点糖。

有些家长认为鸡蛋、鱼肉有营养，而很少给孩子吃新鲜蔬菜和水果，这就造成了孩子营养失调。加上家长不注意孩子的口腔卫生，每次进食后，孩子口腔里总是留有食物残渣，牙齿表面粘满了软垢，牙菌斑迅速形成，并长期积存于牙面。

再有就是家长喂孩子食物时，怕烫着孩子，总爱用舌头先舔一下，再喂孩子，这样就很容易把家长口里的细菌传播给孩子。

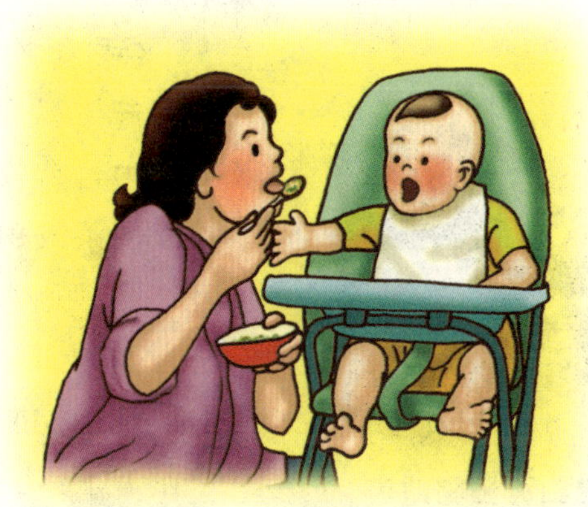

家长口里的细菌会传给孩子

3. 龋齿的预防

龋病是影响儿童身体健康的主要口腔疾病，保护牙齿应从小做起。为了让孩子一生拥有一口健康的牙齿，一定要保护好他们的乳牙，并预防龋齿的发生。

龋病是一种多因素疾病，其防治方法应从多方面入手，主要有控制牙菌斑，改变不合理膳食，提高牙齿抗龋能力等方面。

◎控制牙菌斑　细菌是导致龋齿的主要因素，防龋的关键环节是控制菌斑。控制菌斑包括控制菌斑数量、滞留时间、致龋菌的毒性作用。控制菌斑主要用牙刷、牙线、牙间隙刷等清除口腔内牙菌斑。

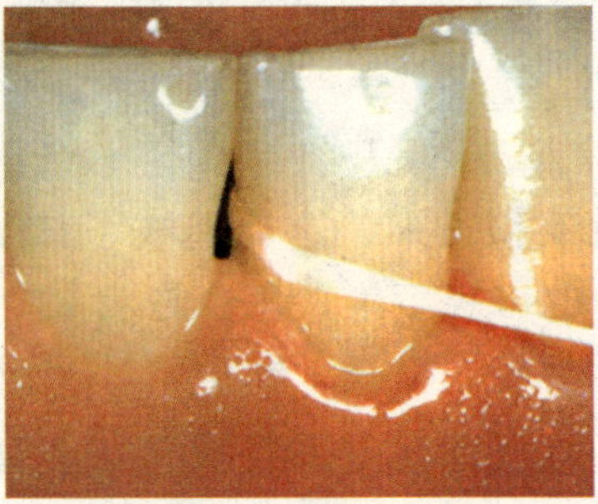

控制牙菌斑

◎甜食之后喝水　喝清水可起到清洁口腔作用。茶叶中含有较多的氟，经常饮用茶或用茶漱口，也可起到预防龋齿的作用。用漱口液可以抑制口腔内致龋菌控制牙菌斑。但学龄前的儿童不宜用漱口水漱口。

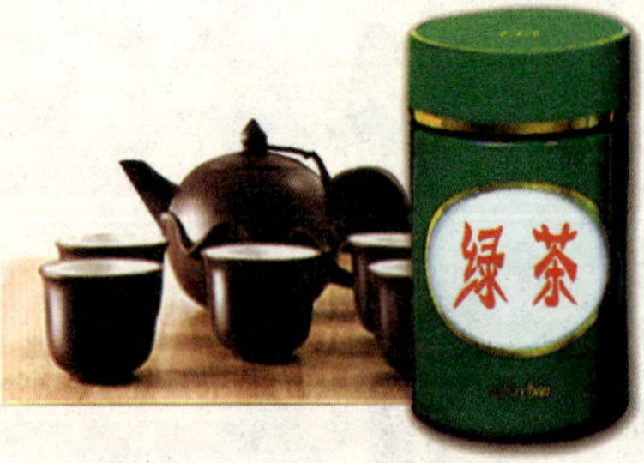

饮茶或用茶漱口可预防龋齿

◎控制零食的次数和总量 所谓零食是指两餐之间，给儿童增加的糕点、糖果、饮料、蜜饯等含糖食品。因为这些食品多数是经过加工的精制含糖食品，它们的黏性大，酸性强，致龋力相当大。两餐之间，儿童反复进食多次，使口腔内停留食品的时间过长，牙齿面临细菌产生的酸性产物的损害次数增加，所以控制零食的次数(每天不超过 3 次)比控制食品的总量更为重要。

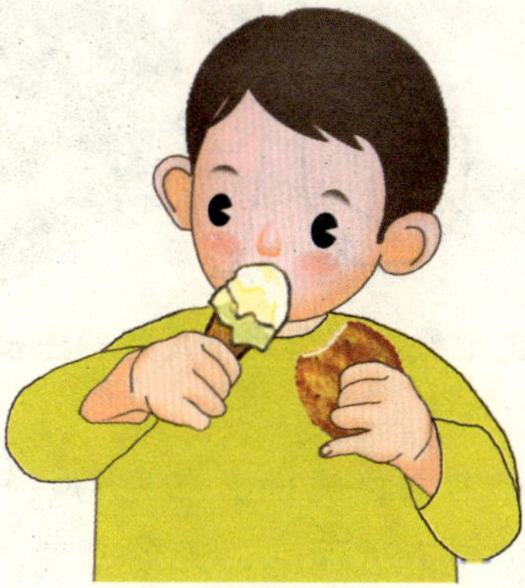

控制孩子的零食

◎改善饮食结构，选择天然食品 蔬菜、谷物、禽蛋以及动物肉类等是我们主要食用的天然食品，它们不仅可以给儿童提供能量，而且还可以给儿童生长发育提供必要的微量元素和其他成分。其中，食物中的钙、磷以及维生素 D 等对牙齿的发育和钙化有很重要的作用。

一般来说，含糖少的食物致龋力小，含纤维素、维生素、矿物质多的食物抗龋力强。较硬的、纤维多的食物对牙齿表面有摩擦和清洁作用，既不容易引起龋齿，又能促进牙齿与颌骨的发育。而且在食用这些食物时需要较大的咀嚼力，可以促进唾液分泌，有利于食物残渣的清除。

我们提倡儿童应该多吃天然的粗制的食品，鼓励儿童多吃新鲜的瓜果蔬菜，例如，胡萝卜、苹果、青菜等食物含有丰富的矿物质和维生素，有利于儿童的生长发育。

新鲜的瓜果蔬菜有利于儿童的生长发育

◎少吃甜食　一方面，奶糖、巧克力、精制糕点、各色饮料等含蔗糖食品在加工过程中，天然食物中的许多有效成分有可能被破坏；另一方面，由于加入大量蔗糖，提高了食物的黏稠性，延长了食物在牙面的停留时间，结果自然是减少了其中的有效营养成分，增加了它们的致龋力。

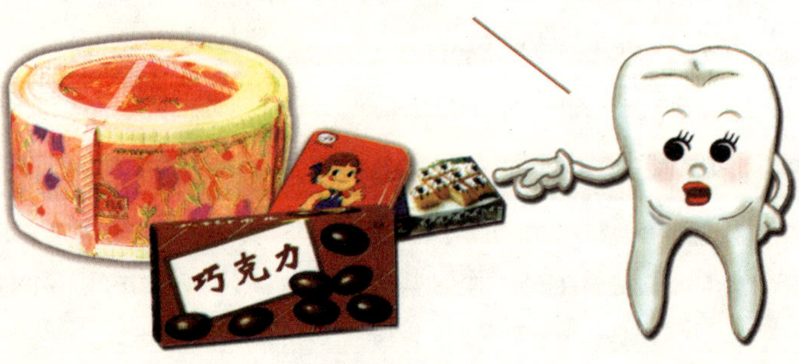

◎**合理安排饮食时间** 所谓饮食时间是指一天中饮食次数和间隔时间。婴幼儿的进食次数较多，间隔时间较短，随着幼儿年龄的增长，进食次数逐渐减少，间隔时间应该延长，但不论正餐或两餐之间的进食都应该定时。

◎**纠正不良的喂养习惯** 有的家长，为使孩子不哭闹，让孩子吸吮并含着乳头入睡，有的将装有点心的盒子放在床边，边吃边睡。这种睡前吃东西，既不漱口，又不刷牙的习惯极为有害。切忌睡前进食。

◎**增强牙齿的抗龋能力** 应用氟化物和使用窝沟封闭剂是增强牙齿抗龋能力最有效的方法。局部应用氟化物，除含氟牙膏外还有含氟漱口水、含氟凝胶等，这些应在家长、老师和口腔医生的监督指导下使用。

◎**定期进行口腔检查** 儿童口腔健康检查通常以6～12个月检查一次为宜。对于极少数患龋严重的儿童，1～2个月就要进行一次检查。

4. 窝沟封闭

◎窝沟封闭　窝沟封闭是一种有效预防窝沟龋的措施。主要是使用一些有机高分子材料对易发龋病的点隙窝沟进行封闭，防止食物和牙菌斑的堆积，隔绝口腔致龋菌的作用，保护牙釉质不受细菌及其代谢产物的侵蚀，达到预防龋病发生的目的。

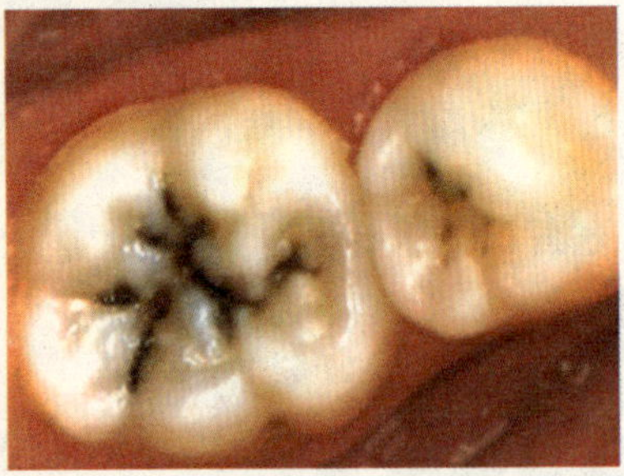

窝沟封闭前

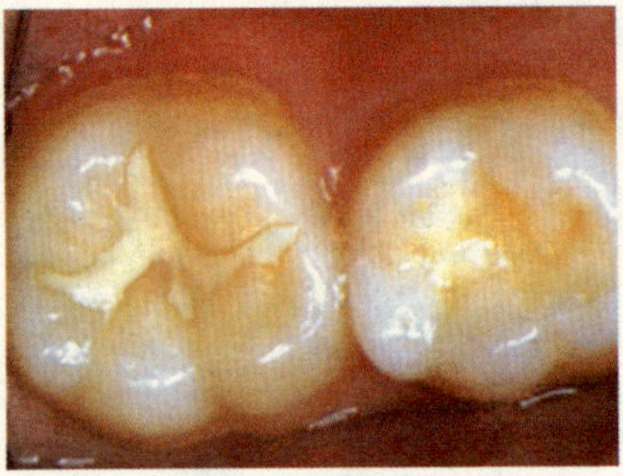

窝沟封闭后

◎适宜窝沟封闭的牙齿　牙齿的咬合面窝沟点隙最多，尤其是对于深而窄的窝沟，容易引起食物碎屑和牙菌斑的堆积，是龋病的好发部位，这类牙齿是最适宜于窝沟封闭的。调查表明，下颌第 1 恒磨牙的患龋率最高。使用窝沟封闭剂，对儿童第 1、第 2 恒磨牙或乳磨牙进行早期封闭，可以预防窝沟龋的发生，尤其是保护六龄牙。

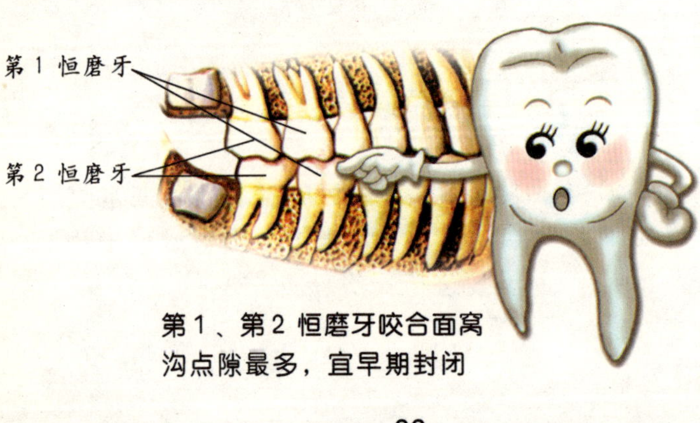

第 1 、第 2 恒磨牙咬合面窝沟点隙最多，宜早期封闭

◎窝沟封闭年龄　通常，当牙齿萌出后达到咬合平面时才适宜进行窝沟封闭，一般在牙齿萌出后 4 年之内完成。乳磨牙为 3 ~ 4 岁，第 1 恒磨牙为 6 ~ 7 岁，第 2 恒磨牙为 12 ~ 13 岁。窝沟封闭的防龋效果可以达到 50% ~ 80% 以上。

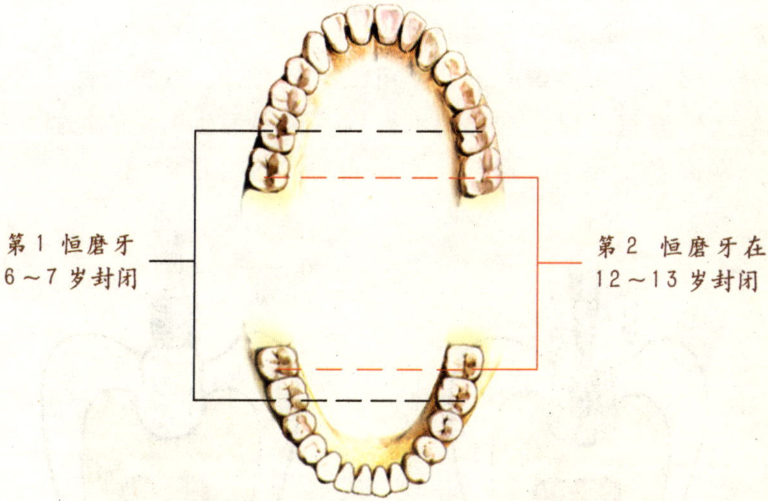

窝沟封闭防龋效果可达 50% ~ 80% 以上

窝沟封闭虽是预防儿童龋齿的有效方法，但它的封闭效果并不是很稳定的。若封闭剂能对窝沟点隙严密封闭，就能有效地预防窝沟龋的发生。若封闭剂欠密合或脱落，则使封闭失败，而暴露的窝沟可能再次龋坏。因此，窝沟封闭之后进行定期复查十分重要。

窝沟封闭后 6 个月应进行复查，以后每年复查一次，观察封闭剂密合或保留情况。若有脱落，则需重新封闭。

5. **治 疗**

如果牙齿已经出现可疑龋或者小的窝沟龋，可以用树脂或银汞合金进行充填治疗，俗称补牙。

在农村地区，如果缺乏电力和完备的临床工作条件，口腔医生也可以采用一种简单的方法补牙。不用电机磨牙，用一种材料，叫玻璃离子，就可以把牙补好。这种方法称为非创伤性修复治疗。这项技术得到了世界卫生组织的推荐，并已在许多发展中国家，特别是农村地区推广应用。

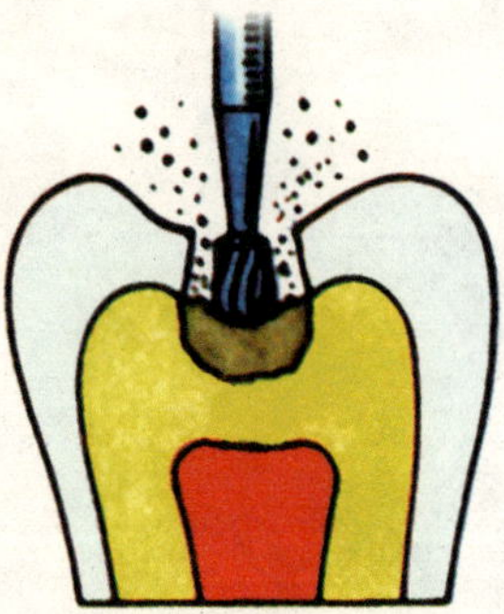

创伤性补牙——
磨成一定的洞型

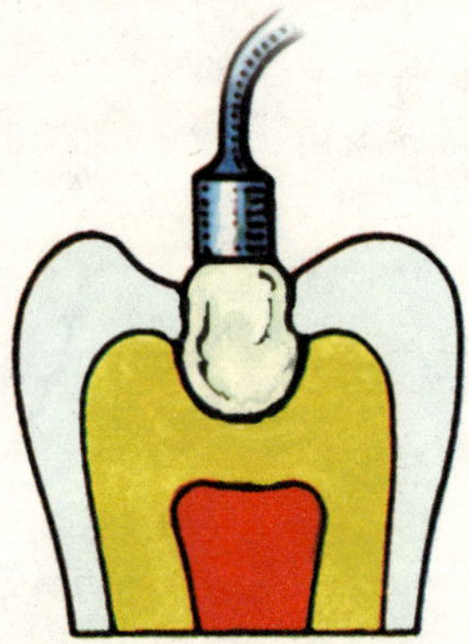

非创伤性补牙——
只去除腐质，不磨成一定洞型

创伤性和非创伤性补牙的区别

第 3 节　牙菌斑

1. **牙菌斑的形成**

在洁净的牙面上，唾液中的蛋白质首先沉积形成一层蛋白膜，在 1 分钟内就有细菌附着上去，并在 2～3 天内彼此结合在一起而成为一种稠密、不定形、未钙化的、有立体网状结构的细菌团块。

牙菌斑是一种细菌性生物膜，是一层很薄的、透明的、能粘附于牙齿表面的细菌团块。这些细菌团块可以通过糖在短时间内产生大量酸，凭借生物膜这独特结构，粘附在一起生长，使细菌附着很紧，它牢固地附着于牙面，就像潮湿的地面长出青苔一样，是细菌活动、繁殖的大本营。

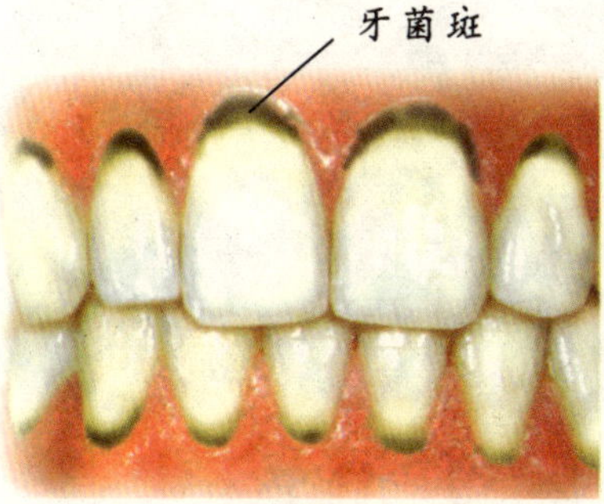

牙菌斑

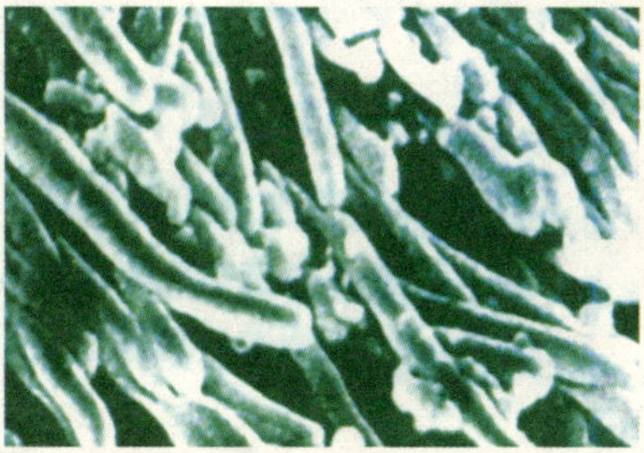
细菌团块

牙菌斑中除细菌外，还有为细菌提供生存条件的物质以及少量脱落细胞和食物碎屑。有了这些物质存在，细菌才能附着于牙面，漱口、冲洗均不易除去，当刷牙清除牙菌斑之后它又可在 1～6 小时内重新形成。

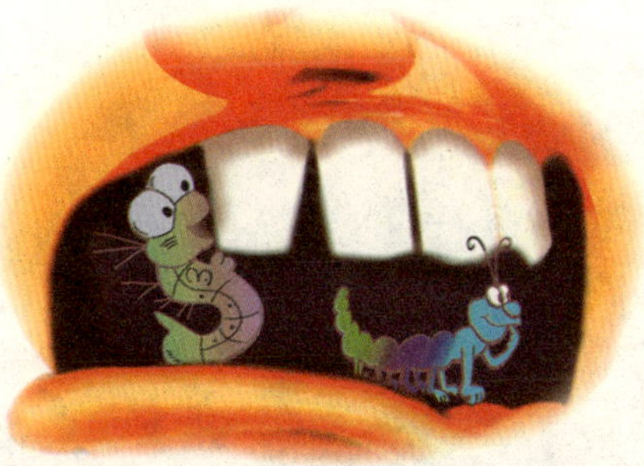
脱落细胞和食物碎屑为细菌提供生存条件

2. 牙菌斑的预防

牙菌斑是龋齿和牙周病这两种主要口腔疾病共同的罪魁祸首，防止菌斑的形成和发展就能有效地控制龋齿和牙周病的发生。用牙刷、牙线、牙签的机械摩擦能及时清除刚形成的菌斑，不给其发展的机会。另外，应加强口腔卫生，通过刷牙等方法，来及时清除牙菌斑。

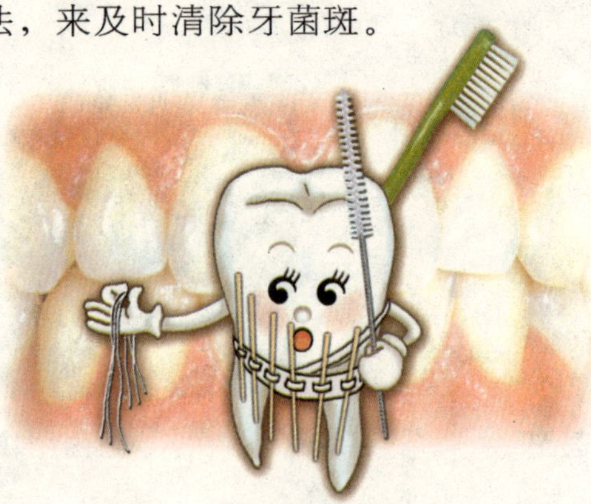

牙刷、牙线、牙签能及时清除刚形成的牙菌斑

第4节 牙 石

牙面上特别是下前牙舌侧面上有白、黄或褐色的物质，还有人牙面上有时脱落下一块很硬的东西，这些就是牙石。牙石是菌斑上沉积的矿物质或者是钙化了的牙菌斑。

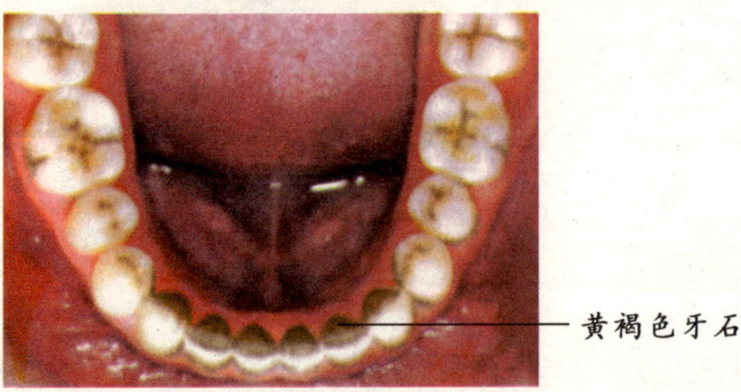

牙 石

1．牙石的形成

牙石是一种沉积于牙面或修复体表面的钙化或正在钙化的菌斑及软垢，在唾液腺开口的地方，唾液中或龈沟液中的矿物质在牙菌斑中沉积而成。牙石形成很快，有一定硬度，并与牙面结合在一起，但它决不是牙齿的一部分。

颌下腺开口于下前牙区域、腮腺开口于上后牙颊侧区域，这两个部位的牙石相对也多。在龈缘以上的牙石是常见的，肉眼可看到。龈缘以下的牙石坚硬、致密、表面可覆盖菌斑。探针可探查到，较大块者可在 X 光片上显示出来。

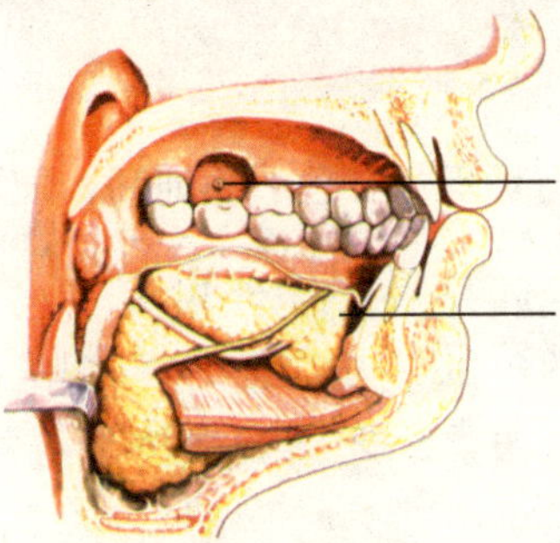

下前牙区域、上后牙颊侧区域的牙石相对较多

2．治　疗

通常的刷牙并不能将牙石去除，只能定期到医院由牙科医生通过洁治清除。经常有牙石的人，至少每年要洗一次牙。

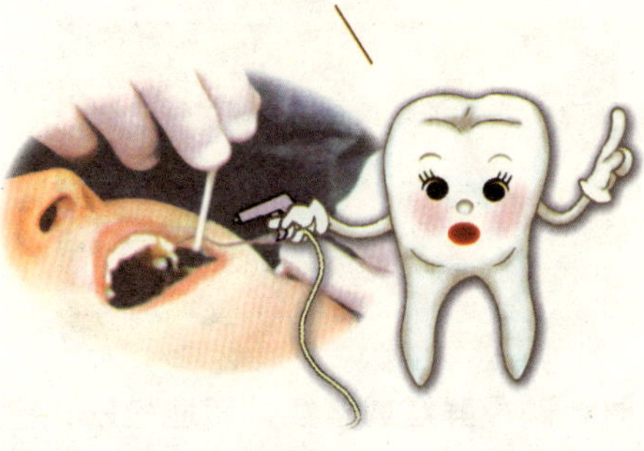

第5节 牙周病

由于牙石牢固地依附于牙面上，它所携带的口腔致病菌刺激牙龈充血、发炎，直至造成牙齿周围组织发炎或感染，医学上称为牙周疾病。

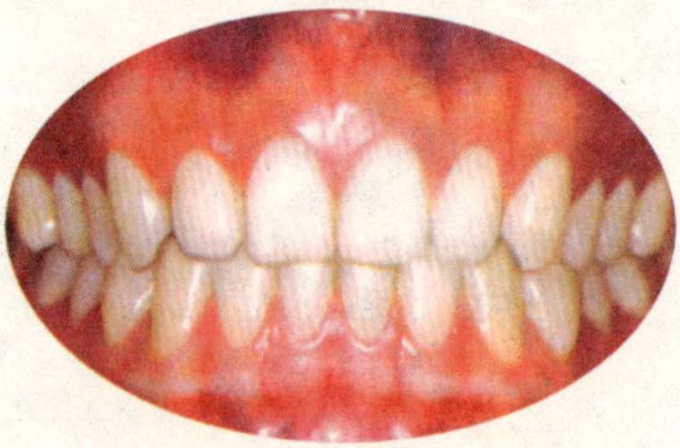

健康的牙龈呈粉红色，质地韧，刷牙不出血

牙周疾病的发展是一个慢性过程，在患者出现明显自觉症状前通常都有数年的病史。随着年龄的增长，牙周疾病的患病率增加、病情加重。牙周疾病按严重程度区分为牙龈炎、牙周炎。

1. 牙龈炎

由于细菌的破坏和牙石的机械刺激使牙龈发炎，当牙龈发炎时，颜色呈鲜红或紫红色，质地松软，容易出血、化脓、口臭、牙龈萎缩，进而牙根暴露、牙齿松动脱落，牙周疾病还可逆行感染引起牙髓炎，导致剧烈牙痛。

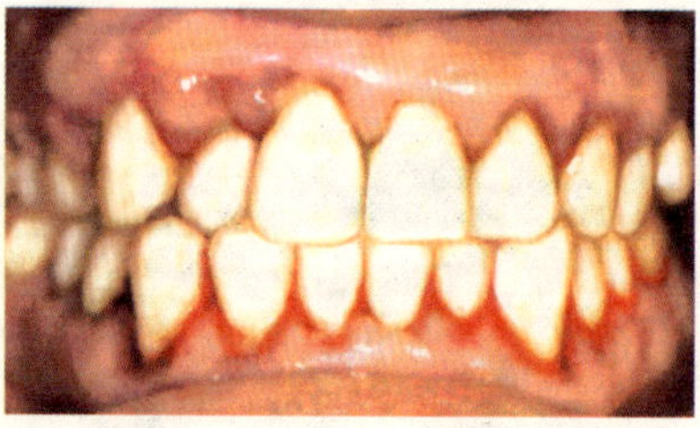

牙龈发炎时，颜色鲜红或紫红，质地松软，容易出血

2. 牙周炎

未经及时治疗的牙龈炎有可能继续发展，病变累及深层牙周组织，已有牙周袋的形成（牙周附着丧失）和牙槽骨的吸收，这种情况多发生在成年。

临床症状不仅有牙龈红肿、出血和不同深度的牙周袋，重者还有牙齿松动、牙床反复出现脓肿、疼痛、自感牙齿变长、移位等。

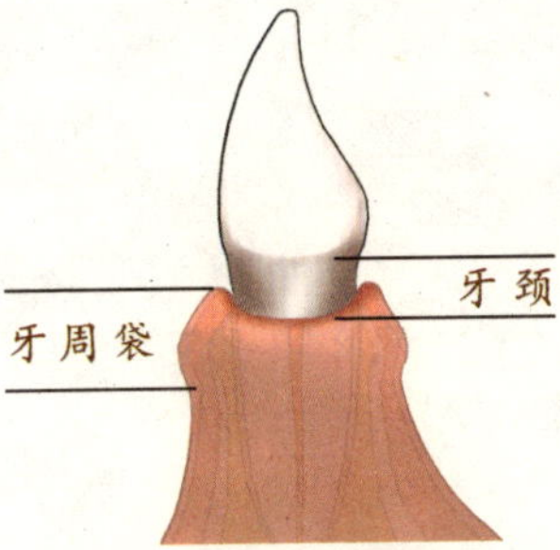

牙龈退缩牙颈外露

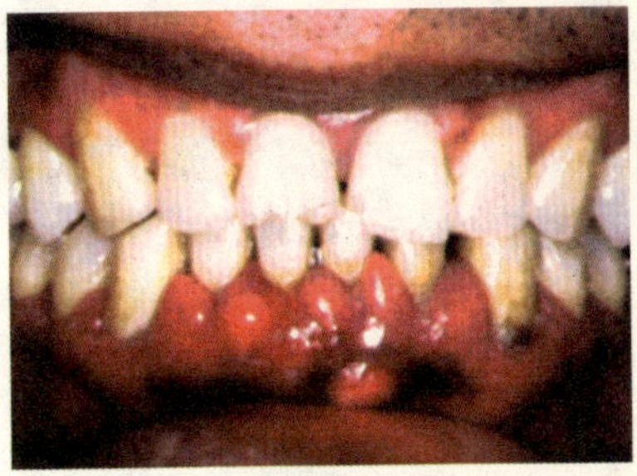

牙周炎

3. 牙周病的预防

牙周炎病变是不可逆的，即使经过彻底治疗，破坏了的牙周及骨组织也很难再生长，退缩的牙龈也不能恢复到原来的高度。因此牙周疾病的预防尤其重要。

(1)控制菌斑与牙石，维护牙周生态环境，用含药物或中草药牙膏或抗牙石牙膏辅助刷牙去除菌斑，提倡应用牙线去除牙间隙的菌斑。

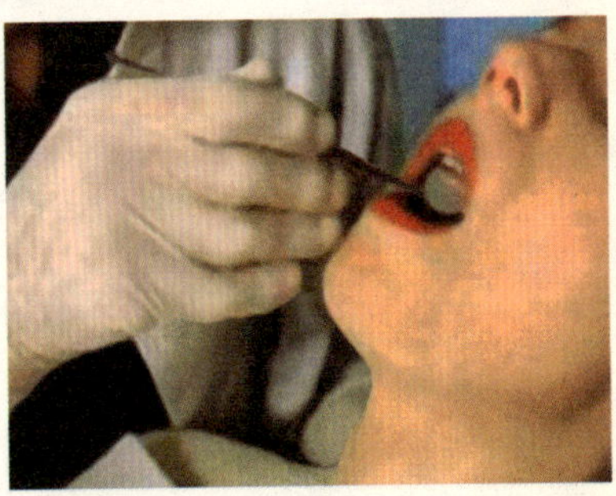

(2)养成良好的口腔卫生习惯，掌握正确的刷牙方法。

(3)定期到医院检查，每半年进行一次口腔洁治（洗牙），可以最大限度地消除牙周疾病的威胁。

牙龈与牙周感染的发展过程

初期病损	◎菌斑的炎症反应 发生于2～4天内，白细胞移植并渗透至结合上皮与龈沟内；龈沟液流动增加；胶原蛋白早期破坏，液体充满结缔组织空间。 ◎临床表现 最早期病损还没有明显的症状。
早期病损	◎炎症反应继续 菌斑变老变厚（7～14天）；液体、淋巴细胞及少数浆细胞渗透进入结缔组织；支持龈缘的胶原纤维破坏；上皮增生与扩展，网脊形成。 ◎临床表现 龈炎早期症状变得明显，轻度牙龈肿胀。如无干预，将有明确的病变；早期龈炎可逆，当菌斑得以控制，龈炎减轻，可以恢复健康牙周组织。
明确的病变	◎早期病变发展 液体增加，占优势的炎症细胞是浆细胞。浆细胞与慢性炎症区有关；形成袋上皮，结合上皮与龈沟上皮继续增生；内上皮发展形成溃疡；导致牙龈袋形成；胶原继续破坏结缔组织纤维支持丧失；进一步可发展为早期牙周病变，或某些明确的病变，并可以较长时间维持这种状态。 ◎临床表现 存在明显的炎症表现，龈缘发红，探查出血，呈海绵样边缘性龈炎，其后慢性纤维增生。

第6节 氟牙症（黄斑牙）

氟牙症又叫斑釉，俗称黄斑牙。早在我国三国时代，嵇康在《养生论》中就有“齿居晋而黄”的记载。意思是说住在山西的人牙齿是黄的。就是现在所称的氟牙症。

根据最近在我国山西、陕西、甘肃、贵州、云南、湖南等10个省重病区的调查报告，儿童氟牙症达到50%左右。贵州某些地区甚至高达到80%以上。可见，慢性地方性氟中毒的防治仍然是一个十分严重、急待解决的问题。

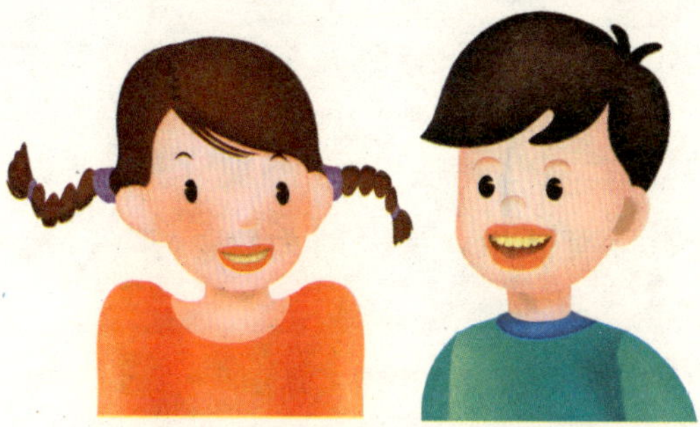

我国部分地区儿童氟牙症达到50％左右，贵州某些地区高达80％以上

1. 危 害

氟牙症是一种生物地球化学病。主要是因为饮水中含氟量过高所致。我国某些地区用含氟量高的煤炭烘烤粮食与食品，造成牙齿发黄。

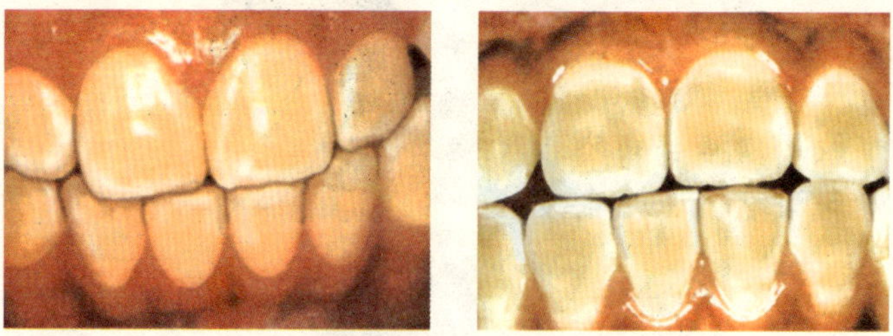

氟牙症（黄斑牙）

氟牙症对人体健康的危害，除了影响人的美观，容貌和心理状态之外，还可以使牙齿易受损害，容易发生龋病。儿童在牙齿的钙化过程中，由于过量氟的伤害，会引起牙釉质发育不全，轻度表现为牙齿表层的珐琅质（牙釉质）像粉笔样的白垩色；中度的表现为褐色斑块，严重的还伴有牙釉质的缺损；严重的慢性氟中毒还会引起氟骨症，造成人的骨骼残疾，丧失劳动能力。

2. 治 疗

氟牙症的治疗只有到儿童生长发育基本完成之后，到专科口腔医院或诊所进行修复治疗，一般可以做烤瓷冠或树脂冠，恢复外观容貌。

如患牙有龋齿，要及时治疗。

3. 预 防

预防的主要措施在于国家和地方政府的公共卫生行动干预，包括降低饮用水的含氟量，改变病区每个家庭、个人的行为习惯，特别是10岁以前儿童生长发育的关键阶段，应改用氟浓度低的瓶装饮用水是切实可行的方法。

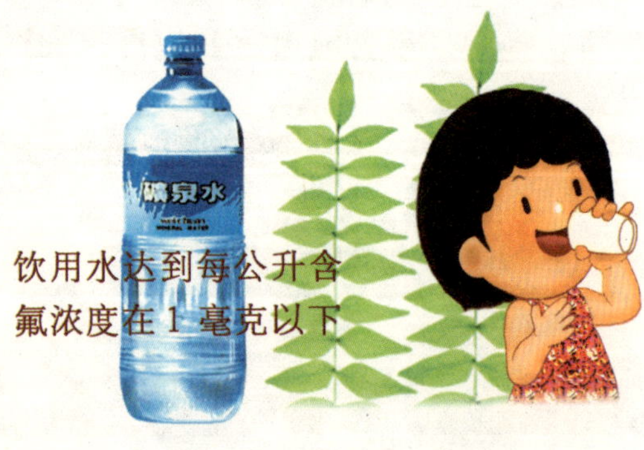
矿泉水
饮用水达到每公升含
氟浓度在1毫克以下

认真执行国家和地方政府的公共卫生行动干预措施

第7节 错殆畸形

在儿童生长发育过程中，由于遗传、疾病、内分泌障碍、营养不良、功能紊乱、口腔不良习惯、替牙障碍以及一些其他因素的影响，导致牙齿、颌骨、颅面的畸形，称为错殆畸形。

在我国错殆畸形的患病率高达72%以上。换句话说，就是大部分人都存在着程度不同的错殆畸形。但并不是所有的错殆畸形都会对人的容貌和健康带来危害。大约有40%的错殆畸形对人的容貌和咬合功能有较严重的不良影响，因此需要正畸治疗。

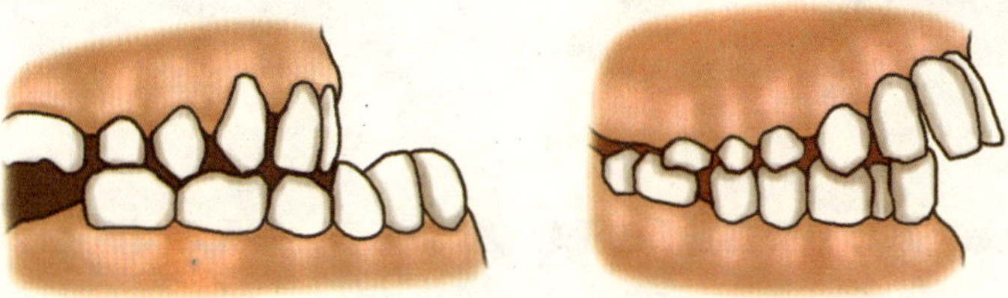

牙齿、颌骨错殆畸形

乳前牙出现反牙殆，俗称“地包天”，如果不及时发现和矫正会影响儿童上颌骨的发育，出现面中部凹陷，严重影响外观。况且，健康整齐的小乳牙有助于儿童在最初的人际交往中建立自信，“豁牙小老头或小老太太”会给儿童心理带来不良影响。

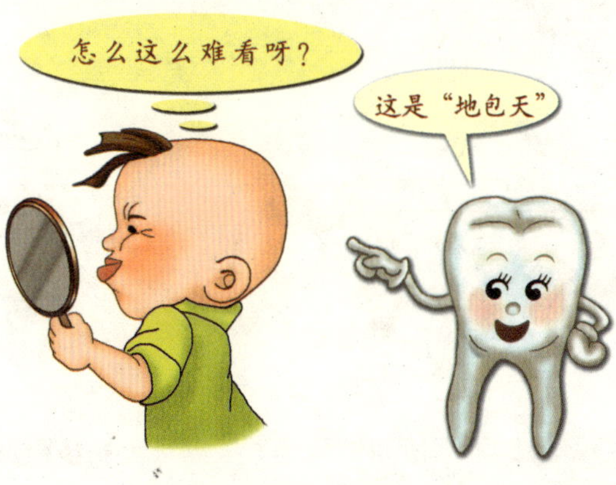

1．错殆畸形的病因

除了遗传因素、环境因素、口腔不良习惯外，错殆畸形根本原因在于生活环境的改变。由于生活环境的变迁，原始人从爬行到直立，直立后躯体重心改变，颌骨逐渐退化缩小，颅骨因脑量的增大而逐渐扩大。

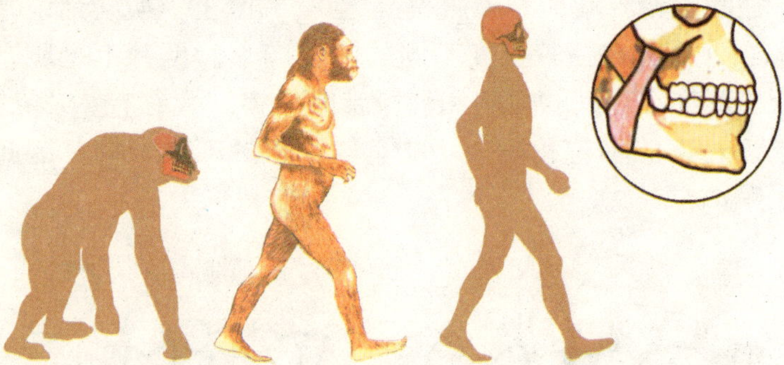

原始人从爬行到直立，由于躯体重心改变，颌骨逐渐退化缩小

在人类数万年的演化过程中，经过遗传和变异，逐渐形成咀嚼器官退化性的遗传性状，这是现代人错殆畸形的演化历史背景。在人类进化过程中，由于火的使用，食物由生到熟、由粗到细、由硬到软，咀嚼器官的功能日益减弱，因而咀嚼器官退化、缩小。呈现出肌肉居先、颌骨次之、牙齿再次之，因而颌骨容纳不下所有的牙齿，导致牙量、骨量不调，出现牙齿拥挤畸形的不平衡现象。

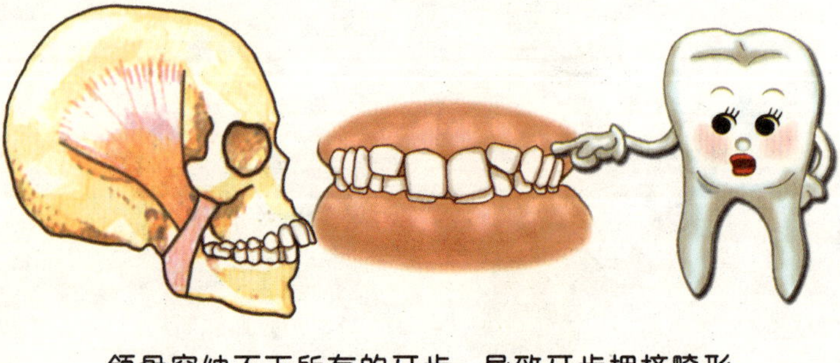

颌骨容纳不下所有的牙齿，导致牙齿拥挤畸形

2．错殆畸形的危害

错殆畸形不仅影响口腔颌面软组织的正常发育，妨碍牙齿、牙周组织的健康，还妨碍口腔功能和颜面的美观，严重的错殆畸形还造成一些患者的思想上的负担，出现心理和精神障碍，进而对升学、求职、择偶产生负面影响。

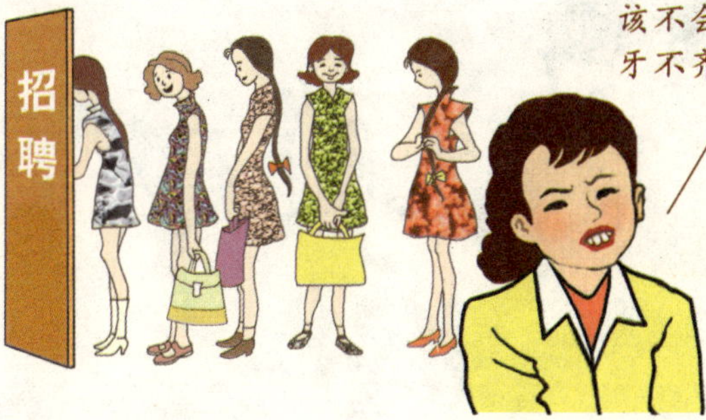

3．正畸治疗

◎乳牙期　牙齿矫正是一个长期的系统工程，从乳牙期就要开始关注孩子的牙齿健康和发育情况，一些严重的畸形如反殆，在乳牙期就要进行早期治疗。对一些可能造成错殆畸形的不良习惯和替牙障碍进行干预。有些严重的骨骼畸形如上颌前突、下颌前突、开殆等需要在青春期到来之前进行早期矫治才能阻断错殆的发展，引导牙齿、颌骨正常生长。

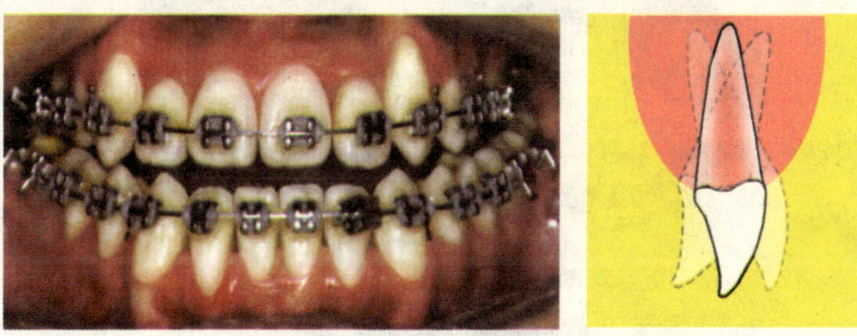

严重的畸形在乳牙期就要进行早期治疗

◎恒牙期 恒牙初期（12 岁左右）可以开始治疗错𬌗畸形，这个时期牙齿刚刚换完，颌骨仍有发育潜力，绝大多数错𬌗畸形均可在此时解决。男孩发育一般比女孩子要晚一些。此时是进行固定矫治的最佳时期，此间年龄为“黄金时期”。但也可根据情况需要，适当提前。

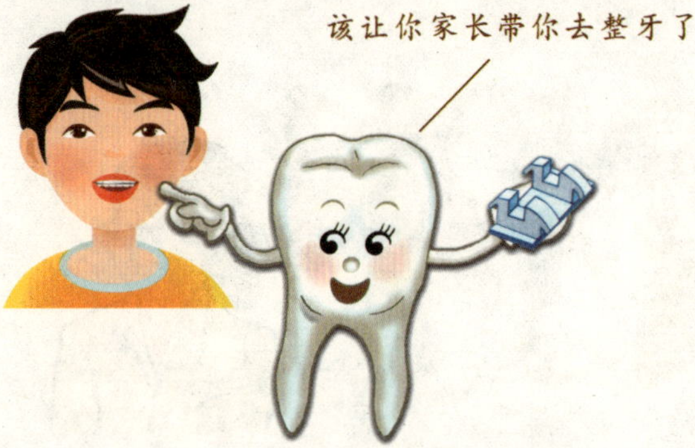

12～13 岁是进行矫治的黄金时期

成年人只要身体健康，无全身疾病，无龋齿、牙周病、颞颌关节病等，也可进行正畸治疗，但成人正畸和儿童正畸是有区别的，成人没有生长发育的潜力，因此严重的骨骼畸形只能通过正颌外科手术结合正畸的综合治疗，才能达到好的效果。另外成年人代谢缓慢，牙齿移动速度较青少年慢，治疗的时间要相应地延长。

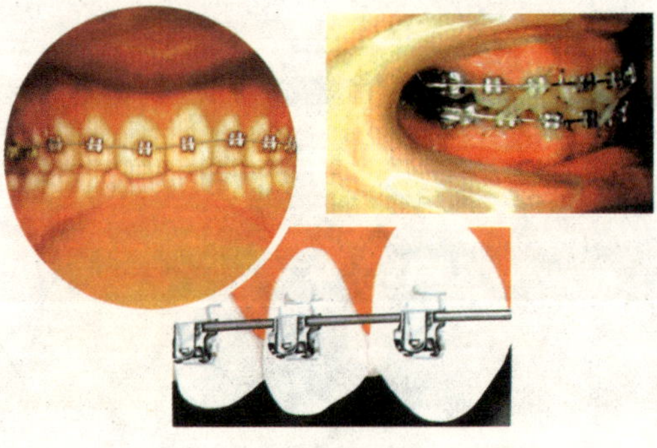

正畸治疗

◎“虎牙”不能拔　口腔中的4个尖牙又称“虎牙”，它的作用主要是撕裂食物和支撑口角，保持口角的丰满，没有这几颗牙作支撑，口角就会瘪陷下去，影响美观和功能。另外，尖牙牙根粗壮，牙面光滑不易龋坏，如果因牙周炎引起牙齿脱落，尖牙常常是最后脱落的几颗牙之一。如果矫正牙齿间隙不够，需要拔牙，医生通常会拔除尖牙后边的双尖牙。

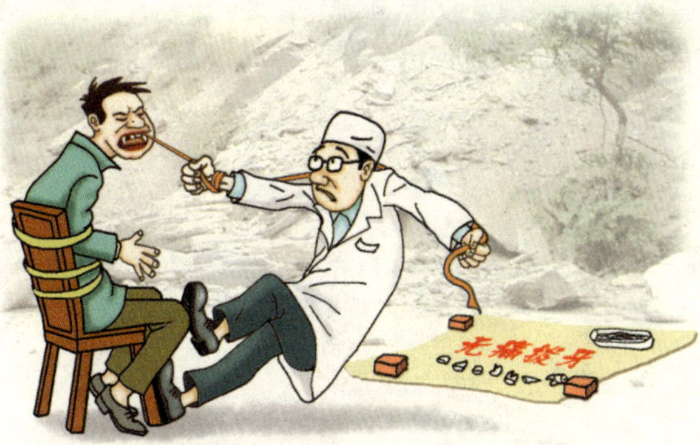

没有虎牙作支撑口角会瘪陷

4. 预 防

(1)错𬌗畸形的早期防治非常重要，应针对引起错𬌗畸形的原因进行预防，养成良好的生活习惯。

(2)积极治疗乳牙疾患，保护第1乳磨牙，防止因咀嚼功能、颌骨发育不充分导致错𬌗畸形。

(3)积极治疗鼻炎、上呼吸道感染等疾病，防止因吮指、咬唇、口呼吸、夜磨牙等不良习惯造成的错𬌗畸形。

(4)由于人们缺乏对错𬌗畸形足够认识，往往错过早期防治机会。因此，还应定期口腔检查，及时发现并在口腔医师指导下进行治疗。

第 5 章　常见口腔黏膜病

第 1 节　口腔黏膜的结构与功能

口腔黏膜就好像衣服的一层衬里，不过，它总是湿润的。类似于身体其他部位的黏膜，如鼻腔、肠道、阴道等。口腔黏膜的某些结构与功能像皮肤和肠道黏膜，但又有它特有的结构与功能。比如，湿润而光滑，呈现粉红颜色。

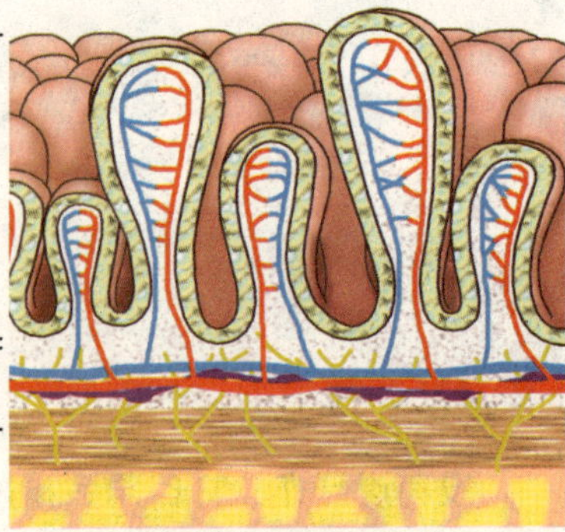

口腔黏膜的结构

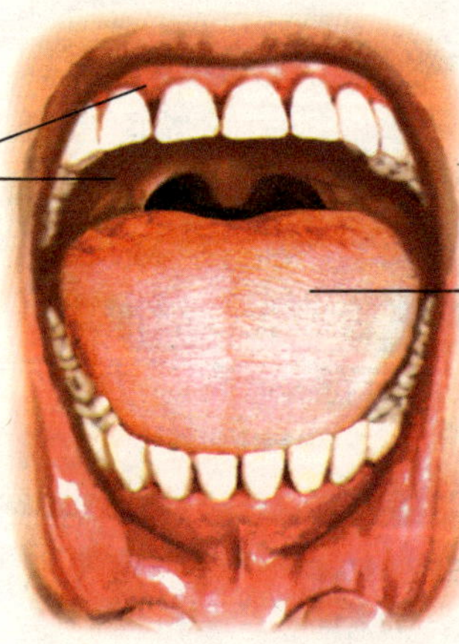

不同部位的口腔黏膜结构

正因为口腔黏膜的结构很特殊，所以，口腔黏膜具有特殊的功能，如屏障保护功能，有唾液屏障、上皮屏障、免疫细胞屏障和免疫球蛋白屏障；感觉功能，包括痛觉、味觉、触觉和温觉。口腔黏膜下的腺体，有分泌唾液的功能，有润滑、消化和保护作用。虽然口腔黏膜没有直接吸收功能，但药物可以通过黏膜渗透到黏膜下被吸收。

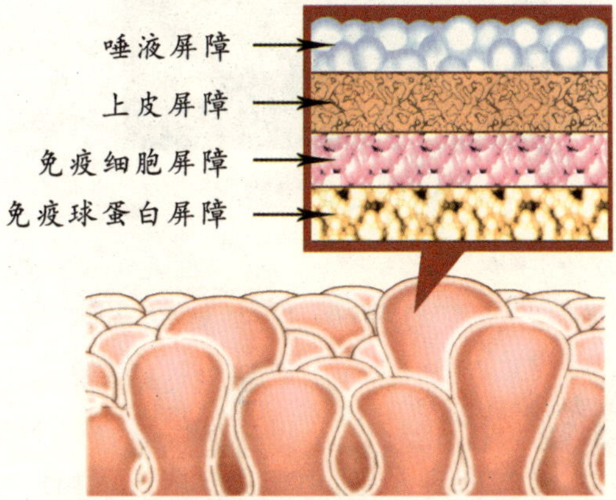

口腔黏膜的屏障保护功能

口腔黏膜病的常见表现：有斑，即颜色的改变；丘疹，即针尖状小突起；疱，即黏膜内存有液体；大疱；脓疱；溃疡；糜烂，即黏膜表层缺损；结节，即圆块状突起；肿瘤；萎缩，即细胞体积变小；皲裂，即黏膜表面有线状裂口；假膜，即炎性渗出物；坏死或坏疽，即坏死组织，又发生腐败等。

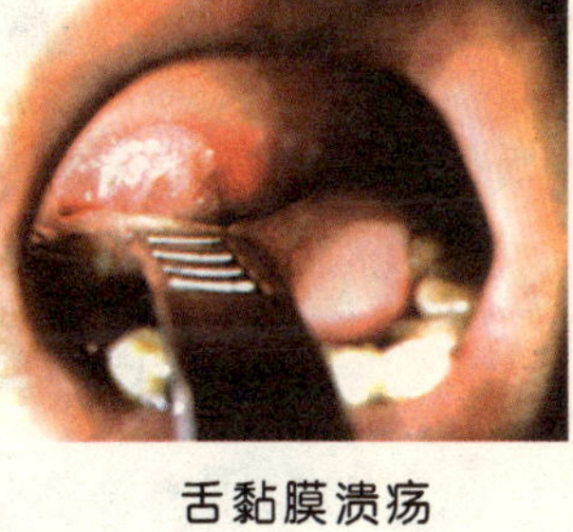

舌黏膜溃疡

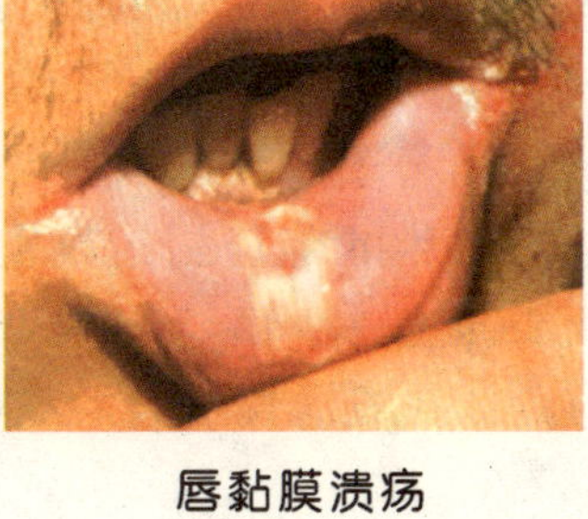

唇黏膜溃疡

第 2 节　单纯疱疹

单纯疱疹是由单纯疱疹病毒引起的一种口腔黏膜病。

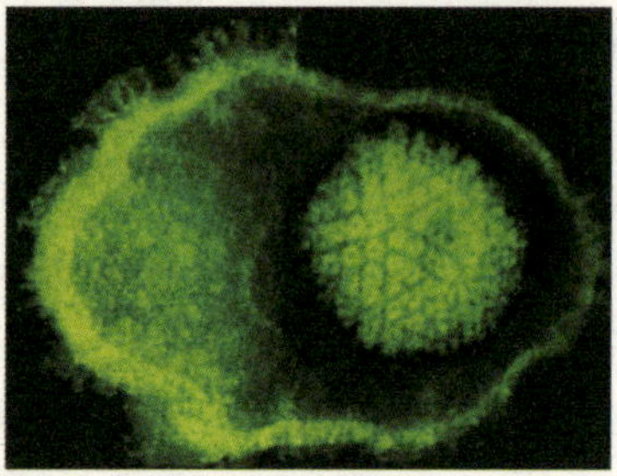

单纯疱疹病毒

1. 临床分型和表现

单纯疱疹有原发性和复发性两种。

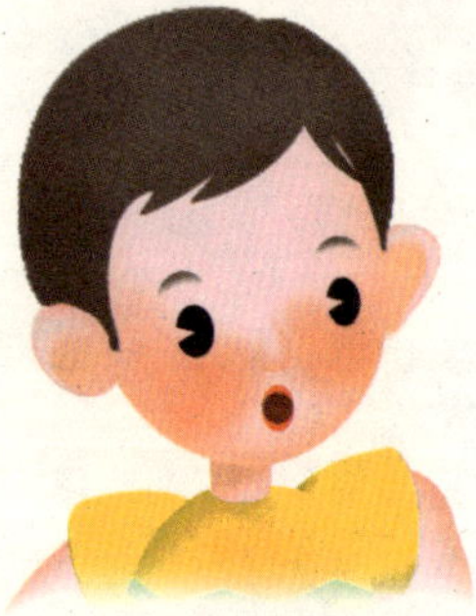

原发性单纯疱疹多见于儿童

◎原发性单纯疱疹　多见于 6 岁以下儿童，以 6 个月～2 岁幼儿更多见。成人也可发生。一般表现为发热、咽痛、乏力。口腔黏膜或唇与口唇周围比较广泛的充血、水肿，然后起小疱，很容易破溃，形成溃疡或糜烂面，一般 10 天左右自愈。

◎复发性单纯疱疹　有原发病史。有一些诱因，如发烧、感冒、疲劳或局部创伤刺激等，常常是在原来发生的部位引起复发。多发生在唇以及口唇周围的皮肤，愈合后一般没有瘢痕，但有色素沉着。

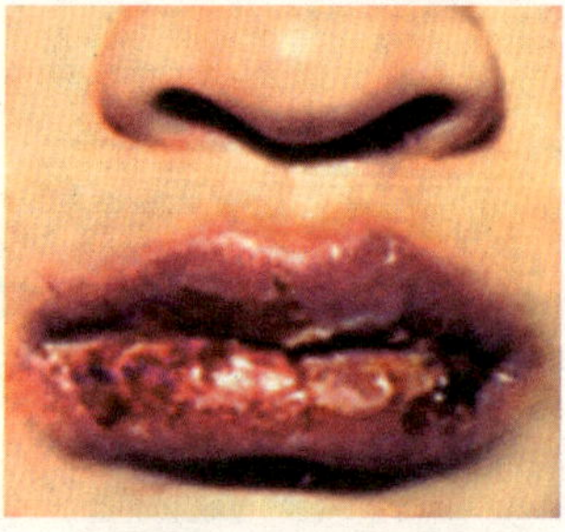

复发性单纯疱疹

2. 治疗原则

如果不严重，又是复发，一般病人可以自我保健处理：

⑴服用维生素 C 和维生素 B，补充营养。

⑵发生在口腔内，可以用洗必泰、复方硼酸溶液等漱口液漱口。

⑶口唇周围则可用阿昔洛韦软膏或酞丁胺软膏局部涂擦。

⑷或者用西瓜霜、养阴生肌散、锡类散等涂于局部。

⑸口服溶菌酶片、华素片等含化。也可用板蓝根颗粒、抗病毒颗粒等中成药口服。

第 3 节　坏死性龈口炎

坏死性龈口炎，又称为“走马疳”，是一种细菌性感染。正常情况下，一般不容易引起感染。只有在全身或局部抵抗力下降的情况下，由于某些细菌大量繁殖而发病；口腔卫生不良、营养状况不佳可使疾病发病迅速，病情加重。过去，在社会经济状况很差的地区比较常见，现在在国内已经非常罕见了。但是在非洲和东南亚一些社会经济状况很差的国家和地区还比较常见，所以世界卫生组织还把这种病列为需要重点防治的口腔感染性疾病之一。

1. 病 因

坏死性龈口炎与全身状态有密切关系。儿童、成人都可能发病。儿童大多在急性传染病如麻疹、猩红热等病后期发生；成人则在发生多种慢性消耗性疾病，如白血病、糖尿病、肺结核、艾滋病等后期，因全身营养状况极差、抵抗力极度低下的情况下而发病。多见于18～30岁的年轻人。

2. 临床表现

临床表现为牙龈边缘，龈乳头顶端出现坏死，如刀削一样。尤以下前牙唇侧多见。可以扩展到唇、舌、颊、口底等处的黏膜，有明显的充血水肿，触碰时很容易出血，并且有特殊的腐败性口臭。还可以有发热、头痛、淋巴结肿大、流口水等症状。严重者，可以导致口腔周围软组织的大面积坏死、缺损，造成颜面残疾，甚至可以导致死亡。

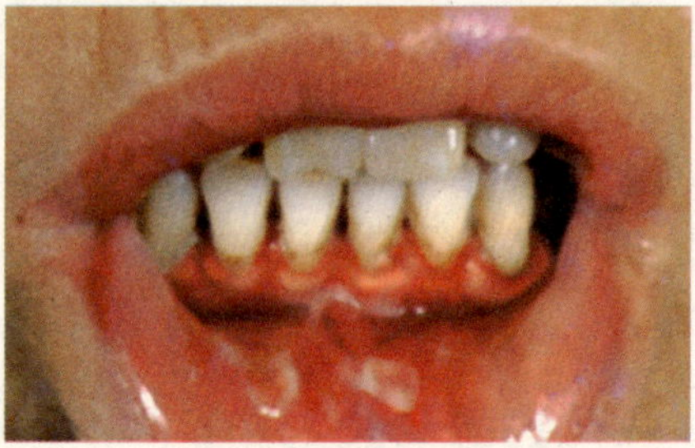

坏死性龈口炎

3. 治疗原则

首先要及时发现，尽早治疗。

治疗主要是全身抗感染，使用广谱抗生素，如青霉素、红霉素等；同时使用甲硝唑和替硝唑等。

全身支持性治疗，如高维生素、高蛋白饮食，加强营养。

口腔内局部可用洗必泰等漱口液含漱1分钟，每6小时1次。还可用中药、牛黄生肌散、金黄散涂于创面。

第 4 节 口腔黏膜溃疡病

口腔黏膜溃疡病不只是一种疾病，而是至少有几种疾病有同样的溃疡表现。常见的有两种：一种是复发性阿弗他溃疡，另一种是白塞病，又称为口、眼、生殖器三联症。当然，还有创伤性溃疡，在口腔外伤（第 8 章）另有叙述。

1. 复发性阿弗他溃疡（复发性口腔溃疡）

◎临床表现 复发性口腔溃疡，就是一般常说的口腔溃疡，中医称为口疮。这种溃疡好发在唇、舌、颊和软腭的黏膜上。溃疡处有明显的灼痛。希腊文“阿弗他”就是灼痛的意思。妨碍进食和说话，相当影响生活质量。溃疡可以分为轻型、重型和疱疹型口炎。不论什么人种、性别、年龄都可能发生。

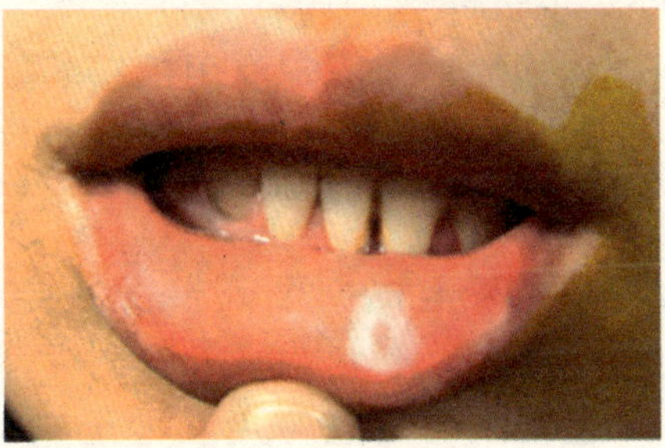

复发性口腔溃疡

复发性口腔溃疡是一种常见的口腔黏膜病。人群患病率一般在 20%左右。大约每 5 个人里就有 1 个人得过这种病。它的特点是周期性、复发性和自限性。就是隔一段时间，不知是什么原因，它又会出现。有的人几个月发一次，也有的人反反复复，此起彼伏，延绵不断。

复发性口腔溃疡的发病原因和机制还不十分清楚。诱发的原因比较多，如精神紧张，局部创伤，维生素或微量元素缺乏，还有体内激素水平的变化等原因都可能引起。全身性疾病也可能起到重要作用。

◎治疗 复发性口腔溃疡多以局部对症治疗为主，以全身治疗为辅。

(1)局部对症治疗

溃疡贴膜、软膏 如曲安西龙软膏涂于溃疡面；

含漱剂 如高锰酸钾、利凡诺、呋喃西林、复方硼酸液、洗必泰、四环素、金霉素等含漱，每天4～5次，每次10毫升，含在口内5～10分钟再吐出。

含片 西地碘片，每日3次，每次1片；溶菌酶片，每日3～5次，每次1片。

散剂 如复方皮质散、中药锡类散、养阴生肌散、西瓜霜、冰硼散等涂于溃疡区。每日3～4次。

止痛药 如盐酸达克罗宁液用棉签蘸取少量涂于溃疡处，有迅速止痛效果。

(2)全身治疗原则

全身治疗由医生根据个人情况决定。中药治疗有口服成药，如山海棠片，每日3次，每次2片(0.5克)，还可以由中医采用其他汤剂。

2. 白塞病

白塞病，医学上又叫白塞综合征，是一种自身免疫病，累及全身多个系统。内科医生把这种病归于风湿性疾病。这种病的分布特点是几乎沿着“丝绸之路”从地中海一直到远东地区。我国的发病率也较高。确切的发病原因还不清楚。有研究认为与免疫、遗传因素有关。还与细菌、病毒等感染，以及微量元素缺乏可能有关。好发于25～35岁年龄段。

◎临床表现 口腔溃疡是白塞病最常见的症状，此外常伴有生殖器溃疡、眼的多种炎症，如结膜炎、视网膜炎等；有时还有皮肤损害，如面部疖肿、毛囊炎等。还可能有全身性其他症状，如大关节痛、心血管系统、消化系统、肺、脑等病损。

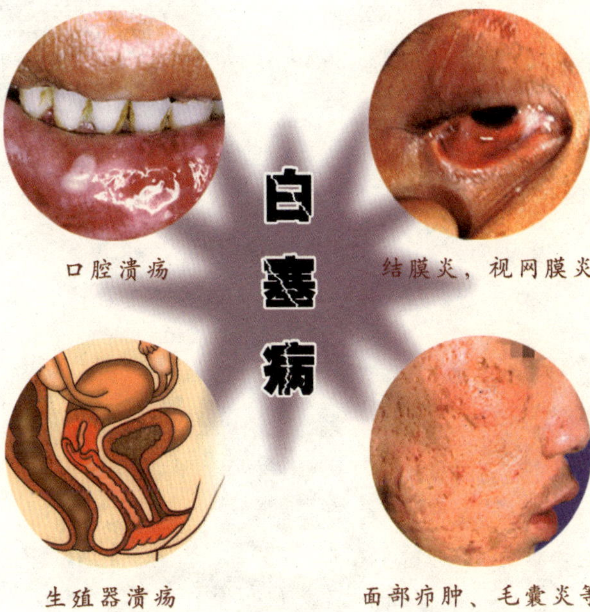

白塞病部分临床表现

◎治疗 多以对症治疗为主，全身治疗为辅。局部治疗口腔溃疡，如上所述；外阴溃疡可用1/5000浓度的高锰酸钾水坐浴，每晚1次，再涂四环素可的松眼药膏；眼部可用滴眼药水滴眼。医生根据全身状况，决定适当的全身治疗，中成药有雷公藤总苷，每日3次每次20毫克；山海棠片，每日3次，每次2片口服。

第5节　手足口病

1. 病 因

手足口病是一种儿童传染病，又叫发疹性水疱性口腔炎。其原因为多种肠道病毒感染所致。主要流行场所是幼儿园。虽然四季都可以发病，但以夏秋季最容易流行。

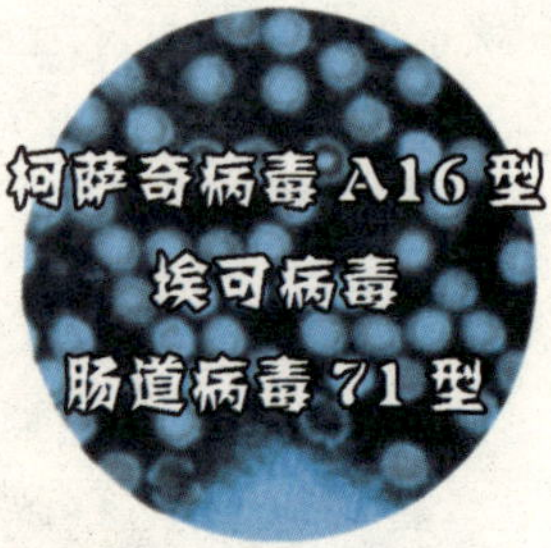

感染手足口病的病毒

2. 传播途径

病毒主要是通过空气飞沫传播，或者唾液，粪便污染了儿童的手和用具。接触或饮用被污染了的水源也可以致病。

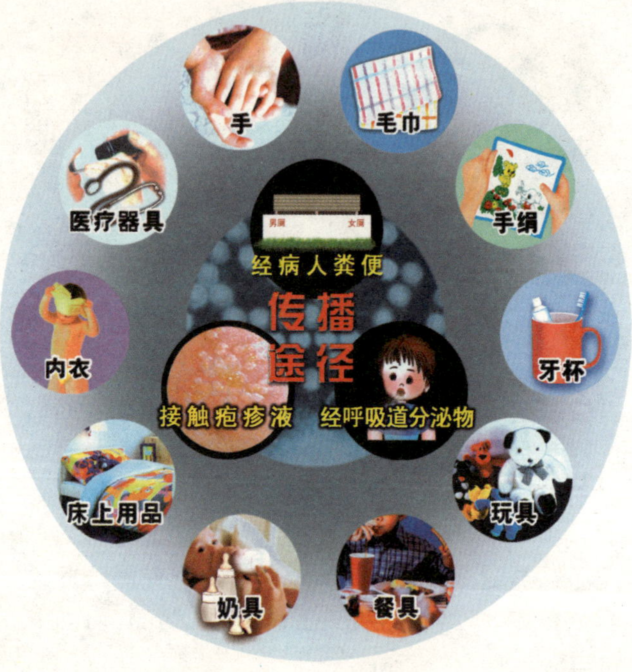

手足口病的主要传播途径

3. 临床表现

这种病是以手、足和口腔黏膜疱疹和疱疹破溃后形成溃疡为主要临床表现。以 3 岁以下幼儿为主，患儿常突然发病，有几天连续的低烧，口腔和咽喉部疼痛。或者有上呼吸道感染的表现。首先出现皮疹，多见于手指、足趾背面和指甲周围，也可见于手掌，足底等部位。开始时为红色斑丘疹，迅速形成小水疱，如果没有感染，很快吸收干燥、结痂、脱落，不留瘢痕。

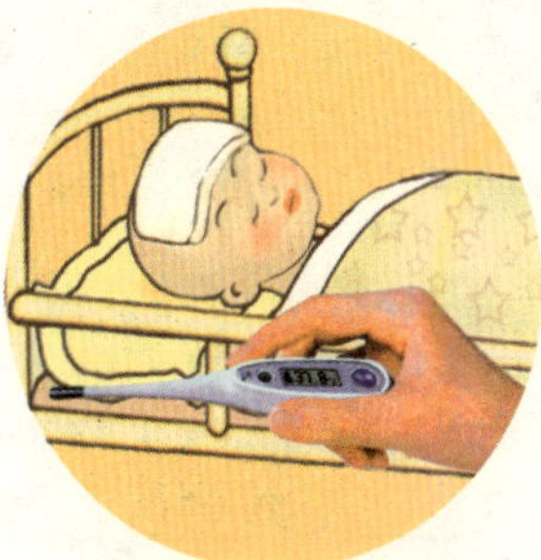

连续几天低烧

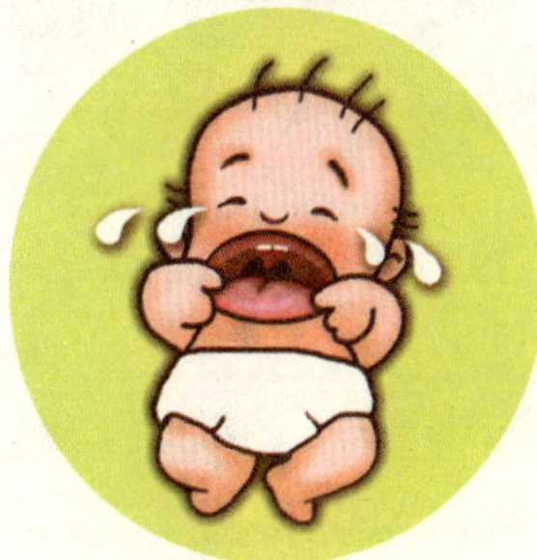

口腔内有红斑、疼痛

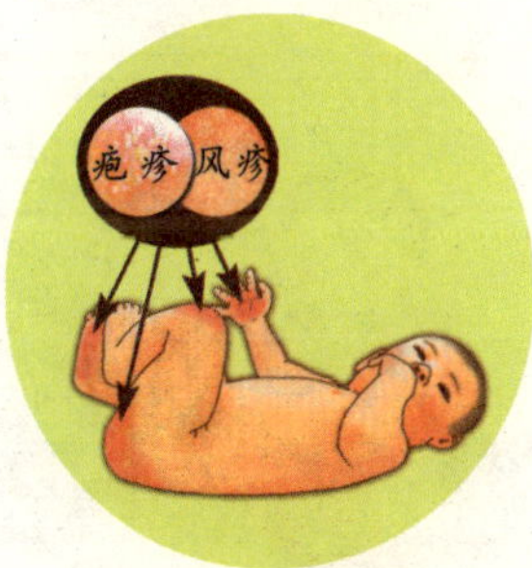

皮疹常见于手、足等部位

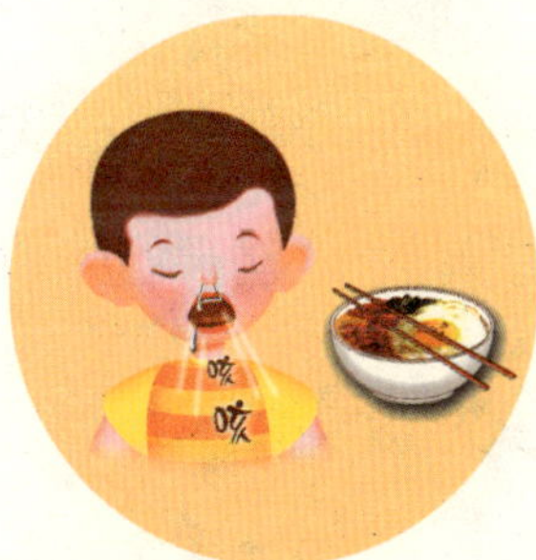

爱流口水，不爱吃东西

手足口病的主要症状

儿童口腔内的表现是颊黏膜、软腭、舌的边缘和唇内侧有散在的红斑与小疱疹，多于皮疹同时或稍晚出现。疱疹极易破溃形成糜烂面，糜面上覆盖一层灰黄色假膜，周围黏膜充血红肿。患儿常流口水，不爱吃东西，烦躁不安。

4．治疗原则

⑴可以口服维生素 B_1、维生素 B_2 和维生素 C。

⑵抗病毒治疗可以口服利巴韦林，每公斤体重 10 毫克，每天 4 次。

⑶中医治疗可用板蓝根颗粒、抗病毒颗粒等。

⑷口腔溃疡可用溃疡糊剂，有止痛和促进溃疡愈合的作用。也可用西瓜霜或华素片含化。

5．家庭护理和消毒

主要应该关注患儿的休息和护理，给予易于消化吸收的食物，如稀粥、米汤、豆奶等，用淡盐水漱口。整个病程为一周左右，可以自愈，预后良好。患儿应该隔离一周，并对日用品、餐具、玩具、便器进行消毒，以便控制本病蔓延。

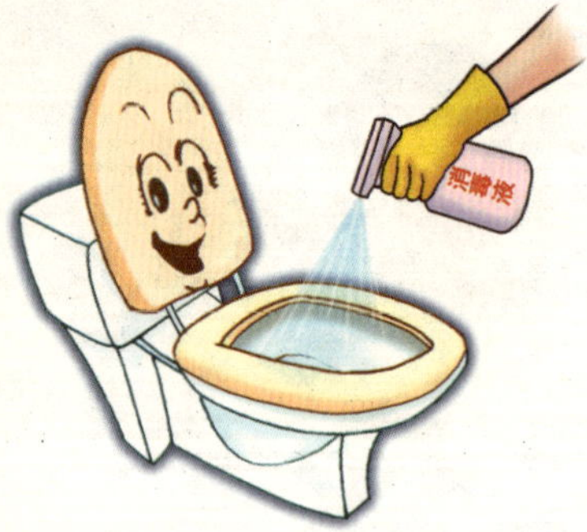

对日常用品勤消毒

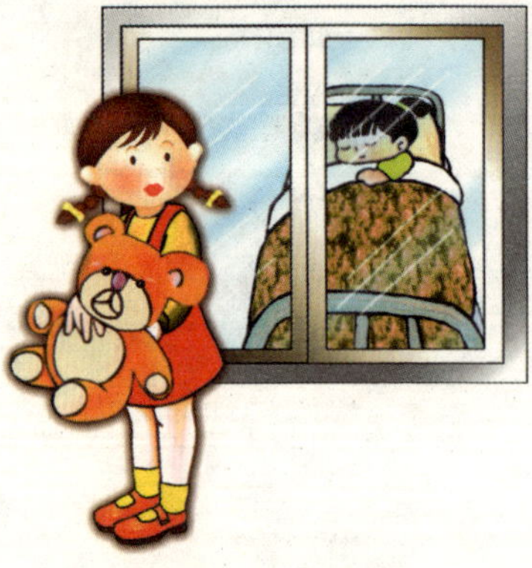

对患儿进行隔离

第6节　口腔念珠菌病（鹅口疮）

1. 病 因

口腔念珠菌病又叫鹅口疮，是一种古老的疾病，也是一种人类最常见的口腔真菌感染。它是由口腔念珠菌感染引起的口腔黏膜病。由于近半个多世纪以来抗生素等的广泛应用，以及糖尿病、艾滋病病人的增加，使口腔念珠菌病变得日益常见而引起医生和人们的关注。

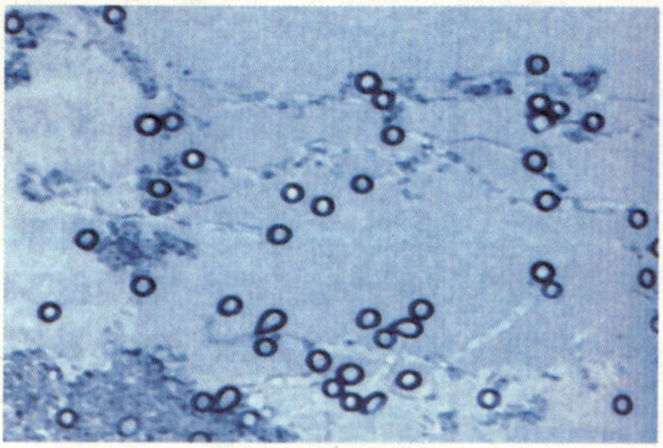

口腔念珠菌

2. 临床分类和表现

口腔念珠菌病在临床上有多种类型，但其主要临床表现是口干、发黏，口腔黏膜有烧灼样感觉，疼痛，口腔味觉减退等。口腔黏膜发红，有白色斑膜。发病的主要部位是舌的背部和口角部位。

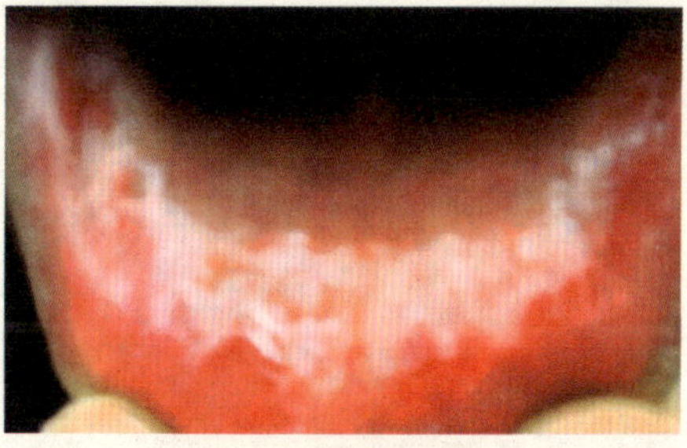

口腔念珠菌病

◎急性念珠菌口炎　以新生儿最多见，所以又叫新生儿鹅口疮或者雪口病。新生儿鹅口疮好发于婴儿出生后2～8天内，好发部位是颊、舌、软腭、唇部，表现为黏膜充血，有白色如雪的小斑点，不久可以融合成片状。严重的可以波及到扁桃体和咽部。患儿啼哭、烦躁不安、哺乳困难，有时可有轻度发烧。

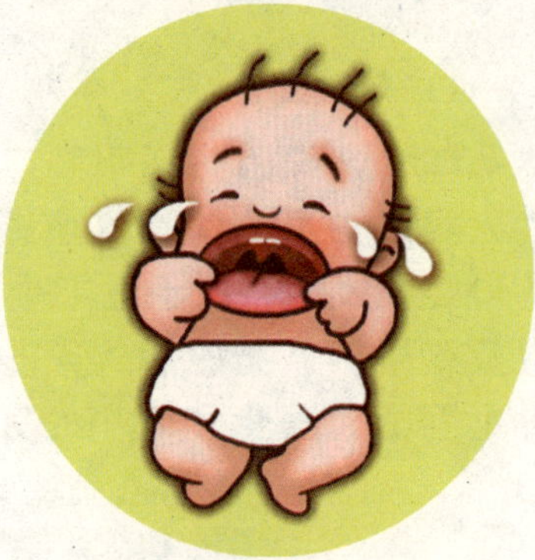

鹅口疮好发于婴儿

成年人多见于体弱多病者、艾滋病感染者、免疫缺损者或长期使用激素者，尤以艾滋病患者多发。

◎慢性红斑型念珠菌病　又叫义齿性口炎，多见于女性患者。

◎其他类型　如急性红斑型念珠菌口炎多见于长期消耗性疾病患者，如艾滋病者。

3．治疗和预防

◎局部药物治疗

⑴婴幼儿主要用小苏打溶液在哺乳前后洗涤口腔；

⑵龙胆紫药水涂擦患部，每天涂擦3次；

⑶还可以用中成药，如西瓜霜、冰硼散；

⑷其他局部和全身治疗应该由医生决定。

◎预防

⑴预防很重要，婴儿口腔可经常用温开水擦拭；

⑵哺乳用具应该煮沸消毒，保持干燥。

第 7 节 口腔白斑病

口腔白斑病是一种口腔黏膜白斑或者斑片，又不能确定为是其他疾病的口腔黏膜上的一种白色损害。世界卫生组织把它归之为癌前病变。

1. 病 因

口腔白斑病产生的主要原因是由于长期局部因素的刺激，如吸烟、酗酒、嚼槟榔；还有念珠菌感染等因素，全身因素，如某些微量元素缺乏，也有一定的关系。

2. 临床表现

口腔黏膜白斑以中老年男性多见，好发部位是颊黏膜上下牙齿的咬合线区域，还有舌部、唇、腭部，牙龈处也可发生。局部有粗糙感觉，如发生在舌部，可有味觉减退。如伴有溃烂，可有疼痛。有一部分口腔白斑可以转化成癌。

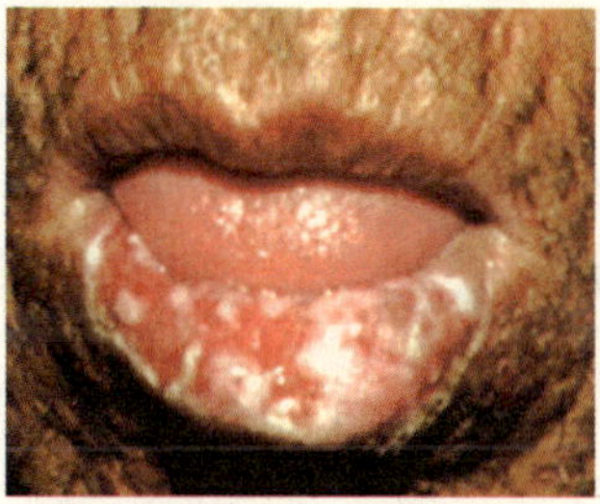

唇部白斑

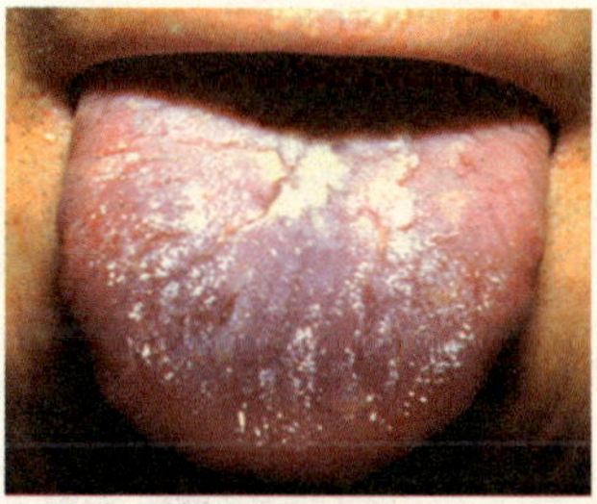

舌部白斑

3. 治 疗

早期发现口腔白斑，并进行具体口腔卫生指导，去除多种刺激因素非常重要。还可以用维 A 酸软膏，或鱼肝油涂擦，也可口服鱼肝油丸或维生素 A；定期检查，观察变化很重要。也可用中药方剂治疗。

第 8 节　口腔扁平苔藓

口腔扁平苔藓是一种仅次于复发性阿弗他溃疡的口腔黏膜病。好发于中年人，女性多于男性。

1. 病 因

扁平苔藓的发病与心理因素，如精神创伤、生活压力等关系密切。其他因素，如内分泌因素(女性月经期或绝经期)，免疫因素，感染因素，微循环障碍因素，以及遗传因素等，也可以引起发病。世界卫生组织把它列为癌前状态。

2. 临床表现

口腔黏膜表现为由小丘疹连成的线状白色或灰白色花纹，可以形成网状、树枝状或者白色斑块状。病损以颊部最多见，大多为左右对称；也可以出现在唇舌、牙龈、腭和口底等部位，遇到食物刺激时会感到敏感，灼痛；还可以有口干，黏膜粗糙。糜烂型疼痛明显，长期糜烂有恶变可能。扁平苔藓还可以出现在全身四肢伸侧的皮肤，多为紫红色或暗红色多角形扁平丘疹。病人会感到搔痒，有溃疡者可有疼痛。

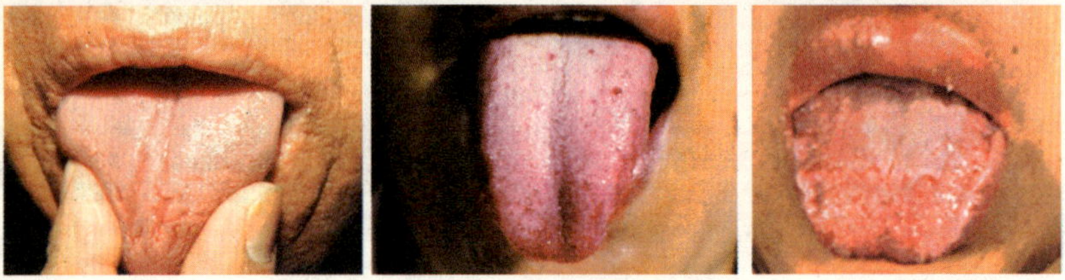

扁平苔藓的舌部表现症状

3. 治 疗

治疗首先要帮助病人调整心理状态，调节全身状况，如睡眠、月经、消化等。局部治疗可有去除刺激因素、消除感染性炎症。可用维 A 酸类药物，肾上腺皮质激素软膏，抗真菌药物，免疫抑制剂以及中药方剂。

第 9 节　口角炎（烂嘴角）

口角炎又称为口角糜烂或烂嘴角，是发生在上下唇联合处两侧口角区的炎症。通常表现为口角的皲裂、糜烂和结痂。根据发生的原因不同，还可以细分为营养不良性、感染性和接触性口角炎等几种。

1. 临床分类和表现

◎营养不良性口角炎　以维生素缺乏最常见，尤其是维生素 B_2（核黄素），以及其他疾病引起的营养不良。过去在贫困地区的儿童比较常见，现已比较少见。目前可见于因为全身性疾病，如糖尿病、贫血、免疫功能异常等引起。

◎感染性口角炎　多因细菌、病毒或真菌等微生物引起。因病原微生物不一样，可有不同的名称，如念珠菌性口角炎、球菌性口角炎、疱疹性口角炎等。急性期可见口角区充血、红肿，有血性或脓性分泌物渗出，疼痛明显。慢性期在口角区可见皮肤黏膜增厚，出现放射状裂纹，疼痛不明显。

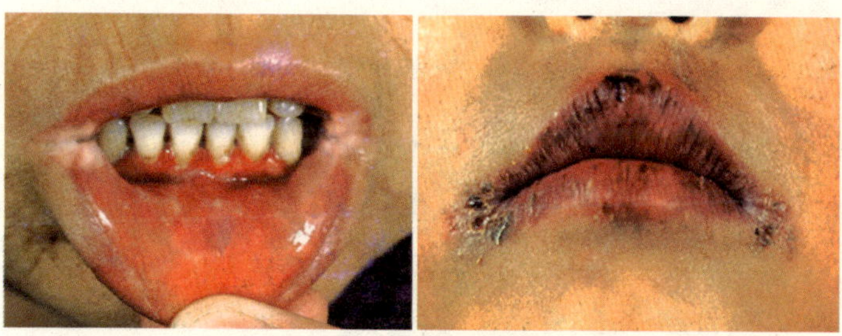

急性期口角充血、红肿，有血性或脓性分泌物　　慢性期口角皮肤黏膜增厚，出现放射状裂纹

感染性口角炎表现症状

◎接触性口角炎　常出现在有过敏性体质的人。与局部接触化妆品、食物或药物有关。此外，还有创伤性口角炎，由物理性刺激、不良习惯引起。

2. 治 疗

一般治疗则根据不同的原因进行：营养不良性口角炎可以补充维生素、叶酸等，局部可用利凡诺等溶液湿敷或涂抗生素软膏；感染性口角炎则针对不同病原微生物，使用不同药物，局部选择适当的软膏和口服抗生素等。

第10节 唇 炎

唇经常与外界各种物体接触，很容易因为机械、物理、化学、食物、生物和精神等因素的刺激而引起炎症。唇炎可因病因不同以及发病原理不一样而分为多种唇炎。

1. 临床表现

发病原因虽不同，但临床表现相似，表现为唇表面干燥、开裂、脱屑、脱皮、水肿、充血、干胀、发痒、刺痛、灼痛、糜烂以及有炎性渗出物。

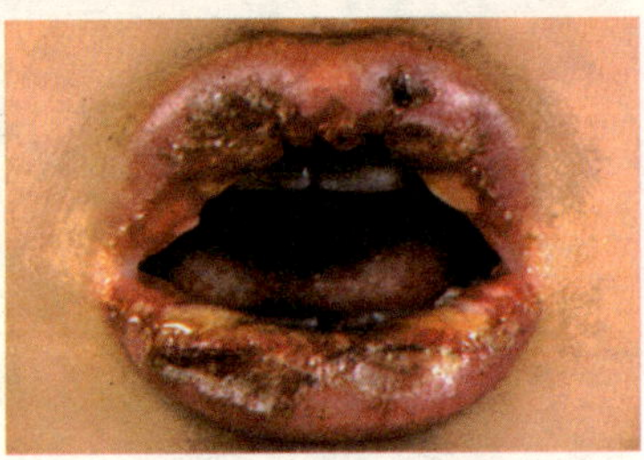

唇炎的临床表现

2. 治 疗

主要是避免各种不良刺激，一旦出现唇炎，则应消除各种刺激因素，局部可以针对不同的原因，选择适当的软膏，如抗炎、抗渗出软膏擦涂，或用溶液，如利凡诺、硼酸溶液湿敷。也可用中药方剂进行治疗。

第 11 节 药物过敏性口炎

1. 病 因

药物过敏性口炎常常出现在有过敏性体质的人，口服、注射或局部涂擦药物，如抗生素、黄胺类、解热止痛药、安眠镇静药或使用漱口液漱口引起的一种变态反应，而使口腔黏膜或皮肤发生炎症。

2. 临床表现

药物过敏性口炎多见于唇、颊和舌的前三分之二部位。口腔黏膜有明显的充血、水肿，有时出现红斑、水疱，水疱很快破溃形成溃疡或糜烂。表面有渗出物，疼痛明显。局部淋巴结有肿大、压痛。全身皮肤可出现荨麻疹样药疹。一般有明显的用药史，用药 24～48 小时后出现急性炎症。

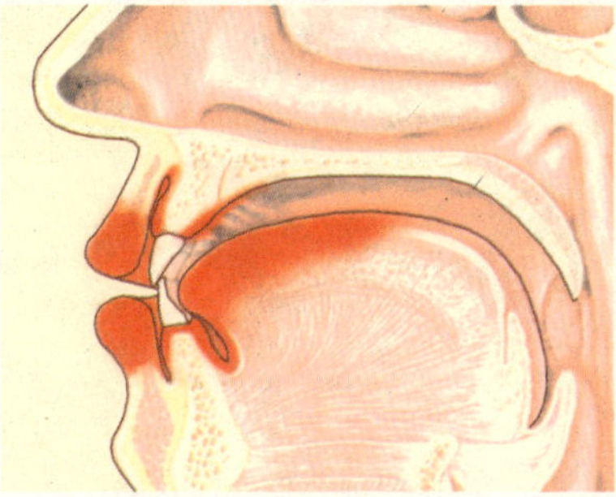

红色区域为药物过敏性口炎常发生的部位

3. 治 疗

主要是立即停止可疑的致敏药物，局部可用利凡诺或洗必泰溶液湿敷或含漱；还可用抗生素、氟轻松软膏或中药养阴生肌散等，还可用中药方剂治疗。

第12节 糖尿病患者的口腔表现

糖尿病患者多有比较严重的牙周病，容易发生牙周脓肿。口腔里的唾液少而黏稠，口腔黏膜干燥，病人常感到灼痛、口干、味觉异常。常伴有细菌和真菌感染，容易引起炎症扩散。有组织坏死倾向，伤口不容易愈合。

(1)糖尿病患者除了治疗糖尿病之外，口腔局部应注意保持口腔卫生，除应用抗菌药物牙膏刷牙外，还应用抗菌漱口液漱口，预防细菌感染。

(2)有牙周病应及时治疗。

(3)定期检查口腔卫生状况。

第 6 章　其他常见口腔疾病

第 1 节　颞下颌关节紊乱病

颞下颌关节紊乱病也是口腔颌面领域的一种常见病和多发病，据流行病调查资料表明，其患病率为20%～80%。但是大多数人并不关注，也不知道这是一种病。只有少数病情严重的人才到医院就诊。虽然一般不会造成严重的后果，但是如果不及时接受适当的治疗，调整心理状态，改变不良习惯，病情不会自行消除，只会逐渐加重。

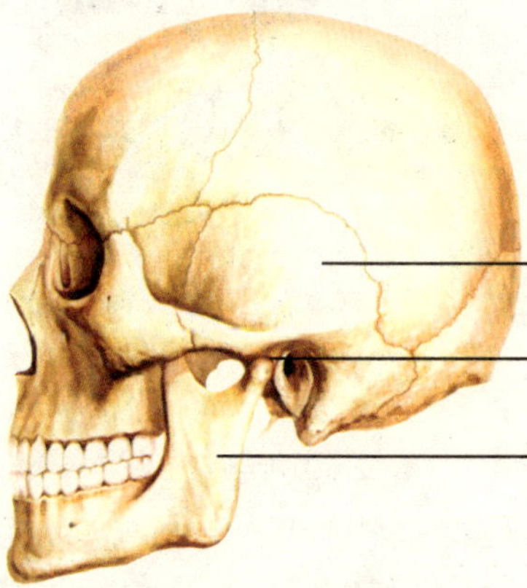

颞下颌关节的结构

1. 病因

颞下颌关节紊乱病的发病原因和机制比较复杂，是多种因素促成的。

◎先天因素　如关节的结构，上下颌牙齿之间的咬合关系，严重错𬌗畸形等；

◎生活和咀嚼食物的习惯　如对食物的选择，喜欢咬硬质食物，偏侧咀嚼；

◎工作生活中的行为表达方式　如咬紧牙关，咬牙切齿的习惯；还有夜间磨牙症等。这些因素可随着年龄的增长，经长期慢性渐进形成。

2．常见症状

下颌关节区，咀嚼肌区在咀嚼食物和开口时发生疼痛。开口受到限制或偏向一侧；张口时听到弹响或出现杂音。有时也可伴有头面部疼痛不适等症状。

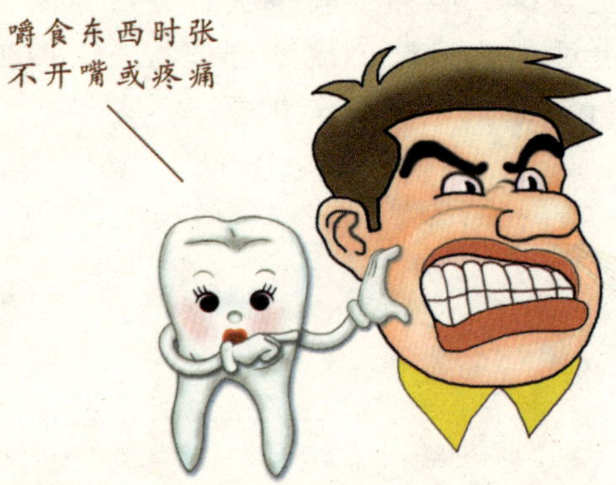

3．治　疗

专科口腔医院有这方面的专家可以提供适当治疗和指导，包括制作合垫矫正器，物理、药物、封闭治疗、心理指导以及必要时的手术治疗。在儿童生长发育时期，家长一定要关注儿童牙齿与咬合关系和行为习惯，如发现错㼝畸形或不良习惯，一定要及时去看专科医生，适当的治疗和指导，可以避免这类疾病的发生。

第 2 节　三叉神经痛

据美国一项调查表明，有头面部疼痛的人约占2.7%，其中三叉神经痛为0.1%。女性多于男性。每年发病率在：每10万人中，女性为5.9，男性为3.4，多发生在中年以上。发病率随着年龄增加而增高，最高者达到80岁以上。

三叉神经是第五对脑神经分布在颜面部的神经，分为三支，中部一支，左右各一支，分别分布在上额部（第一支），面中部（第二支）和下颌部（第三支）。

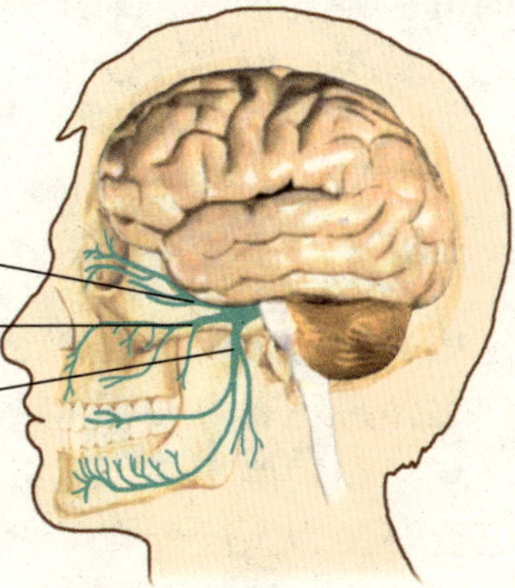

三叉神经的分布

三叉神经痛因为没有好的动物模型可供研究，所以对它的发病原因、机制并不是很清楚。有研究认为与末梢神经受到损伤的机制有关。

1. 临床分类和症状

三叉神经痛可以分为原发性和继发性。继发性又叫症状性三叉神经痛，可见于肿瘤、血管瘤或多发性硬化症的病人。

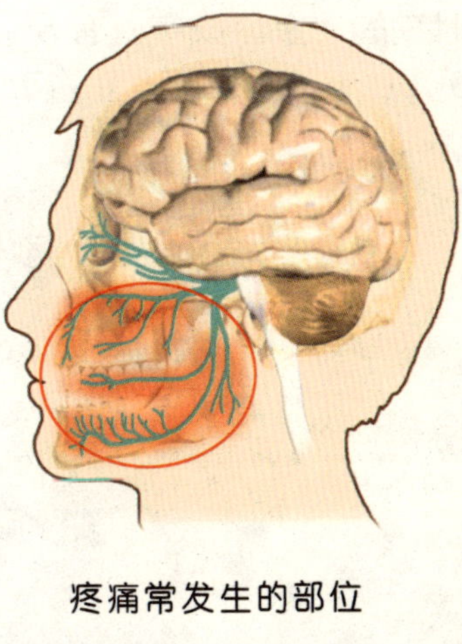

疼痛常发生的部位

三叉神经痛常发生于第二支或第三支部位。是一种突然发生的剧烈疼痛，如闪电，如刀割；短暂而又阵发性，反复发作。一触即发，有明显的痛点，叫做“扳机点”。痛点分布不定，可以在口腔内的牙齿、牙龈或颊黏膜处，也可在口腔的上下唇、口角或鼻翼处。一旦触碰，立即发作，颜面肌肉抽搐，疼痛难忍。因此病人常常不敢洗脸、刷牙、剃须甚至微笑。每次发作时间少则几秒，多则几分钟。发作之后，突然停止，恢复常态。每天可以多次发作，时间长短不定，但夜间很少发作。

2. 治 疗

三叉神经痛的治疗要找口腔颌面外科的医生，除了药物治疗之外，还有多种手术治疗。当然，因为病人恐惧、焦虑和烦躁不安，所以心理治疗对于缓解疼痛也很重要。中医治疗有一定的效果，可以用中药方剂、针刺法、埋线火罐法、穴位埋藏法进行治疗，止痛效果比较明显。

第 3 节　夜间磨牙症

夜间磨牙症又叫睡眠磨牙症。它不是病，而是一种睡眠障碍，就像说梦话、打呼噜一样，更多地见于生长发育时期的儿童。成年人有 8%～10% 的人有这种现象，在美国有 3000 万～4000 万儿童和成人有磨牙和咬牙的问题存在。

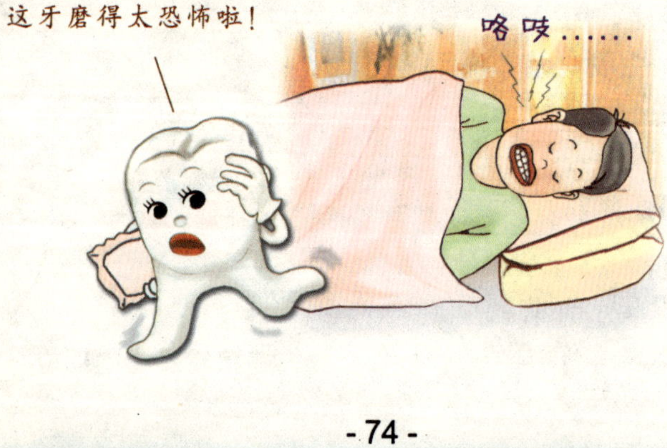

1. 病 因

儿童夜间磨牙的主要原因与牙齿的生长发育、替换和上下颌牙齿咬合关系有关。所以，在儿童 3～10 岁期间比较常见，到 13 岁时有一半儿童可以停止。成年人夜间磨牙的确切原因并不十分清楚。生活和工作中的精神压力、紧张或激动都可能是发病原因。但并不是每一个有精神压力的人都会出现。最近的研究确定与自主神经系统的激活方式有密切关联。除了压力之外，还与吸烟、饮酒、喝咖啡等有一定的关系。也可见于抗抑郁症药物治疗出现的副作用。

2. 影响和危害

夜间磨牙症使上下牙齿每小时有 40 分钟的接触，使第一磨牙承受的压力高达 115 公斤，就像一个足球运动员站在一颗牙上的那种感觉。而一般人每天只有 20 分钟的上下牙接触，且咀嚼食物时也只有 1～2 公斤的压力。所以，在如此长时间和如此大压力的不断作用下，夜间磨牙症会损伤牙齿及其周围组织，能引起补牙充填物的折裂，颌骨肌肉紧张或疼痛，尤其是晨起有慢性面部疼痛和头痛，还可导致颞颌关节功能紊乱。

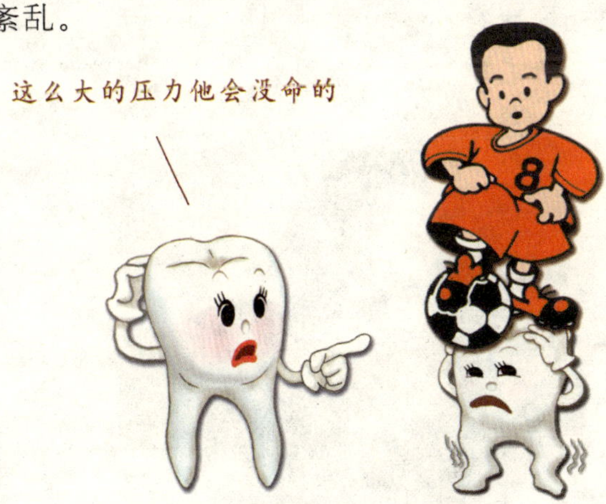

长时间磨牙会引起多种损害

3．防治措施

◎预防　如果儿童出现夜间磨牙症，应及时去医院找儿童口腔医生，消除牙齿生长发育和替牙过程中的咬合障碍问题。成年人要通过放松运动，如太极拳、瑜伽，缓解精神紧张和压力。

◎治疗　可以找口腔医生做咬合垫保护器，晚上睡觉之前戴到牙齿上，可以起到护牙作用。在严重的情况下，可以进行药物治疗。

第4节　睡眠呼吸障碍

1．易被忽略的危害

睡眠呼吸障碍是指在睡眠过程中出现严重打鼾，阵发性吸气困难，甚至呼吸暂停等一系列症状。多见于40岁以上肥胖男性。是近20年才引起医务人员关注的一种病症，还很少引起一般公众的注意和警惕。睡眠呼吸障碍如果长期得不到纠正，轻者可引起白天嗜睡、疲乏，晨起头痛、恶心，智力和记忆力减退和性格改变，重者可损害心、肺、脑等主要脏器，如高血压、肺心病、心率紊乱，甚至夜间猝死。

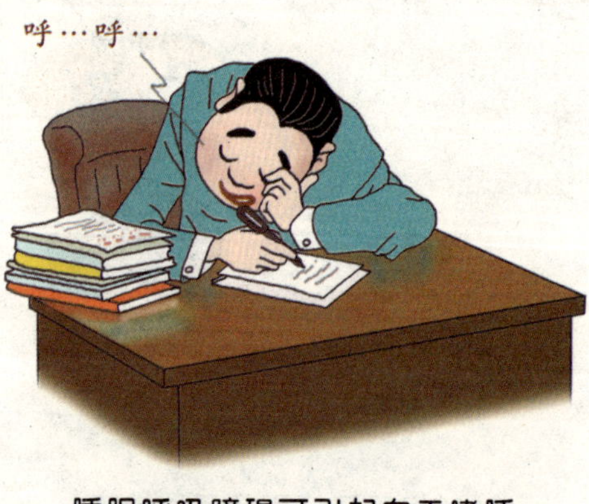

睡眠呼吸障碍可引起白天嗜睡

2．症状和病因

患者入睡后常可出现大声打鼾、肢体抽搐、痉挛以及窒息后憋醒。造成这种障碍的原因主要是上呼吸道出现狭窄。造成狭窄的原因可能是先天缺陷，如小颌畸形、扁桃体肥大、鼻中隔弯曲；后天疾病，如慢性鼻炎、颞下颌关节强直、甲状腺肿、慢性阻塞性肺病等。肥胖引起睡眠过程中的舌根肥厚，后坠也是常见的原因之一。

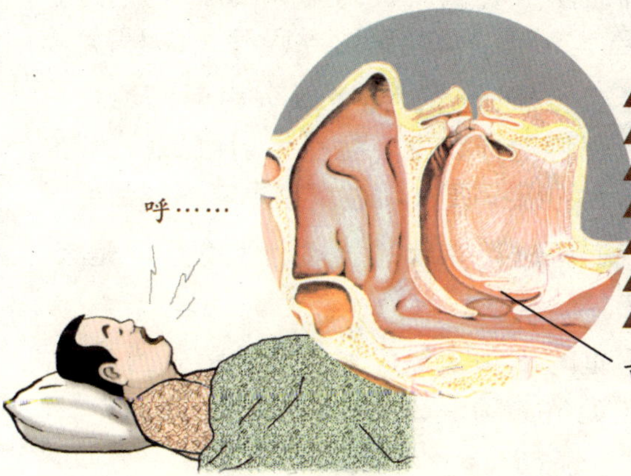

睡眠呼吸障碍的主要原因

3．治疗原则

⑴有吸烟嗜好者，要戒烟；不饮酒或少饮酒。

⑵肥胖是造成睡眠呼吸障碍的最常见原因之一。要控制体重，减少肥胖，尤其是中年男性。

⑶睡前不要饮食过饱，睡眠要侧卧位。

⑷尽量不服用安眠药。

⑸找口腔外科和修复科的有关专家检查、诊断和进行适当治疗。

⑹在医院制作一个口腔矫治器，就像拳击运动员或儿童矫正牙齿戴的口腔保护器那样，称为阻鼾器，晚上睡觉前戴入口腔内，防止睡眠中舌根或者软腭后坠，保持气道通畅。

⑺如有高血压、心脑血管病变等慢性病者，应进行相应的治疗，可以减轻睡眠呼吸障碍的程度。

⑻软腭活舌根肥大者，还可以采用射频治疗。就是一种射频温控治疗，由射频头发射电磁波，控制温度，使肥大的组织吸收，达到减少容积的目的。

⑼采用气道机进行持续的气道通气治疗，是一种辅助治疗方法。

⑽如有严重的小颌畸形、颞下颌关节强直或者慢性鼻炎、鼻道弯曲畸形、扁桃体肥大、甲状腺肿等，也可采用手术治疗，效果较好，但有一定风险，一般应在上述治疗无效时才予以考虑。

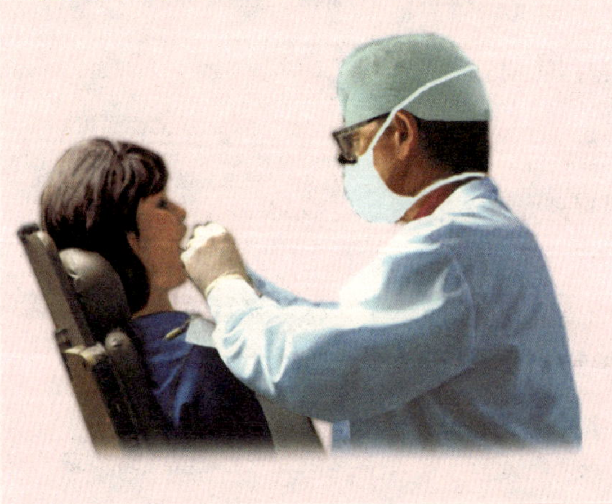

第5节 口干综合征

1. 病 因

口干综合征，俗称口干病。由于腺体炎症，使液体产生减少，引起身体某些腺体，如泪腺、唾液腺发炎和其他组织炎症，医学上称为舍格伦综合征。口干综合征是一种自身免疫性疾病。原因还不清楚，可能与遗传有一定的关系。

2. 症 状

眼干可以引起眼感染；口干可以引起吞咽困难、龋齿、牙龈病、口腔黏膜烧灼感等。唇干常伴有口干，还可以引起关节疼痛或炎症、呼吸道感染、肺炎、淋巴结肿大等全身症状。

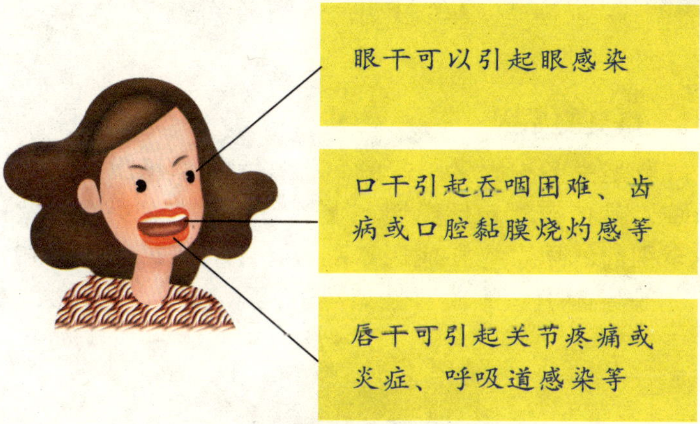

口干综合征主要症状

3. 治 疗

主要是多饮水和液体，吸入湿空气、吸吮无糖柠檬液刺激唾液分泌，用人造唾液等；口服维生素E；选用适合的牙膏、漱口水；保持口腔清洁卫生，预防龋齿；有炎症时用抗生素控制感染。

第6节　口 臭

口臭或称口腔异味，是由人的口腔呼出的污秽难闻而令人讨厌的气味，是个古老而又现代的口腔公共卫生问题。之所以古老，是因为口臭是一个历史久远的老问题；之所以现代，是因为它又是影响现代人际交往，只是在最近十几年来才引起人们关注的口腔公共卫生问题。口臭在人群中很常见。

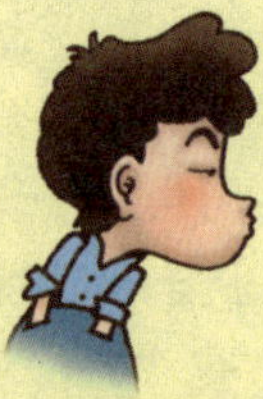

据估计在美国有2500万人因口臭而去口腔保健机构寻求诊断和治疗；在日本约有25%的人患有口臭。在我国，口臭也十分常见而又普遍，却很少引起人们的关注。

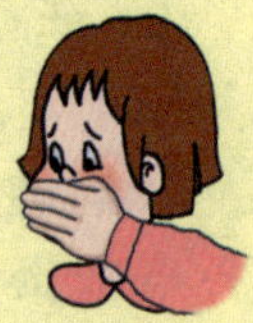

1. 口臭的原因

口臭是由多种因素引起的。但在大多数情况下，口臭源于口腔。其他来源包括鼻道、上颌窦、饮酒、吸烟以及肾功能不全引起的尿毒症和代谢紊乱等，还有来自一些食物，如葱、蒜等原因引起的短暂性口臭。

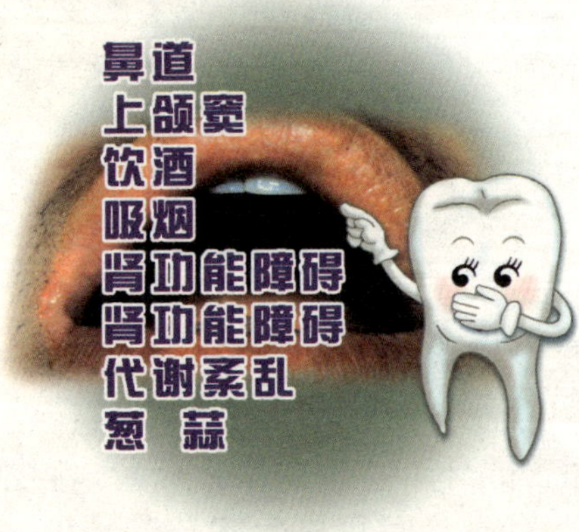

口臭主要原因

◎细菌的作用　口臭的产生与蛋白质降解有关。舌面上、扁桃体以及唾液中的细菌和宿主酶的有机物含有硫。许多口臭是因为呼气中带有硫以及与鼻后含有丰富的蛋白质分泌物所引起。

细菌在口臭的产生中起到重要的作用，尤其是革兰氏菌。异味的产生与革兰氏阴性菌和阳性菌的比例有关。唾液偏酸性时，能抑制产臭物质。而唾液偏碱性时，有利于分解蛋白质，形成口臭菌种。

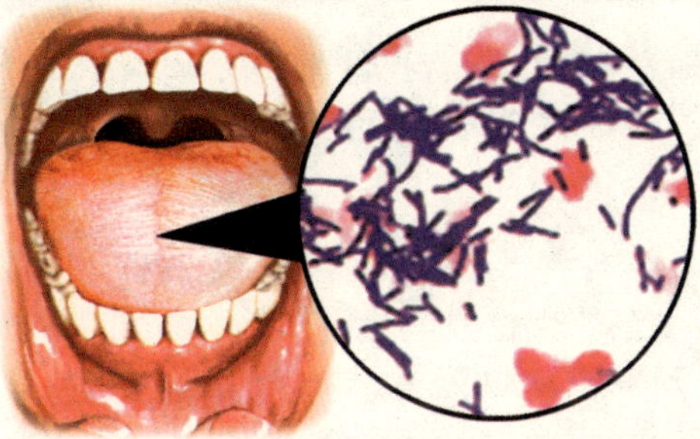

革兰氏菌在口臭的产生中起到重要的作用

◎牙周病　急性坏死性溃疡性龈炎、龋齿破坏大、坏死牙髓组织外露、食物嵌塞、不良修复体等均可使细菌与蛋白质降解而产生挥发性硫化物。在少数情况下，如牙龈坏死、肉芽增生或溃疡形成，硫化物与呼气混合时，挥发性硫化物在口内释放，成为臭气。

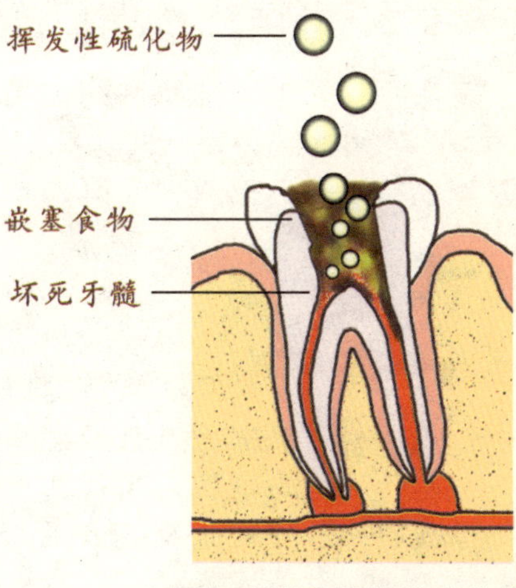

腐殖质形成挥发性硫化物

◎口腔中的氧浓度　口腔局部的低氧环境因素，如吸烟可降低局部的氧气水平，有助于利用蛋白质的厌氧菌生长，有利于口臭的产生。

◎唾液的流动　唾液的正常流动能清洁口腔，缓冲由细菌产生的酸碱作用，维持正常的氧环境。当唾液流动速度下降时，其缓冲力下降，清除能力也下降，导致代谢产物大量堆积，食物在口腔内的腐败作用进一步加强。

口臭与其他疾病的关系

口腔疾病	患有龋齿、牙周炎、牙龈炎、牙槽脓肿、口腔溃疡等，均可产生特殊的气味。
呼吸道疾病	患有鼻炎、鼻窦炎、咽峡炎、扁桃体炎等呼吸道疾患及胃炎、胃溃疡等上消化道疾患的情况，均可有异味呼出。
全身性疾病	某些全身疾病可有特殊气味呼出。如糖尿病病人口腔有烂苹果味道；慢性肝病患者呼出氨味气体；尿毒症病人呼出氨味和尿味气体；肺脓肿病人可呼出腐败性恶臭味；再生障碍性贫血、粒细胞缺乏症、白细胞减少、血小板减少症等血液病均可引起口腔感染而产生口臭。
其　他	患有口干症的患者，因唾液量减少，口腔内大量的厌氧菌得以大量繁殖而产生口臭。对于部分节食减肥者，因节食动用了体内储备的脂肪，可代谢产生了丙酮气息。另外，精神紧张及妇女月经前均能产生口臭。

2．口臭的治疗

◎治疗牙周疾病 治疗口臭首先应找到病因，在去除原发病的同时，口臭也就随之消退。在引起口臭的原因中，90%是由于口腔疾病所引起的，如龋齿、牙周炎、坏死性龈炎、口腔菌群失调、唾液分泌过少等，因此必须去口腔科治疗。

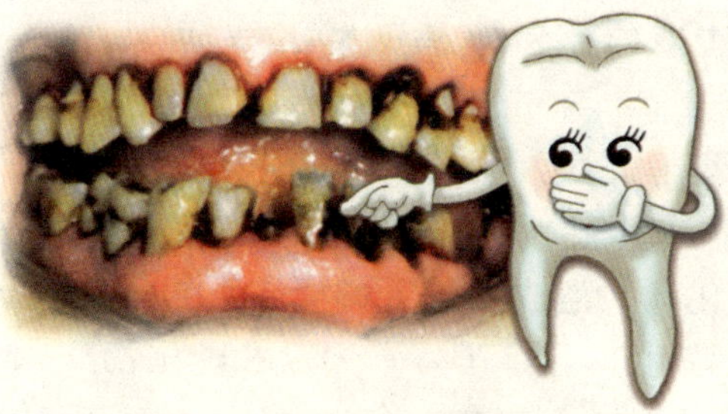

治疗口臭一定要去除原发病

◎洁牙(洗牙) 每日最少认真刷牙两次。尤其是晚上睡觉前要认真仔细地刷，刷牙能减少口腔微生物达 60% 左右，如果只漱口不刷牙仅能减少 15%。

还可通过口腔医生进行洁齿，清除牙石、食物残渣及软垢等牙面上的污物，不给细菌繁殖创造条件，最好每年洁治两次。

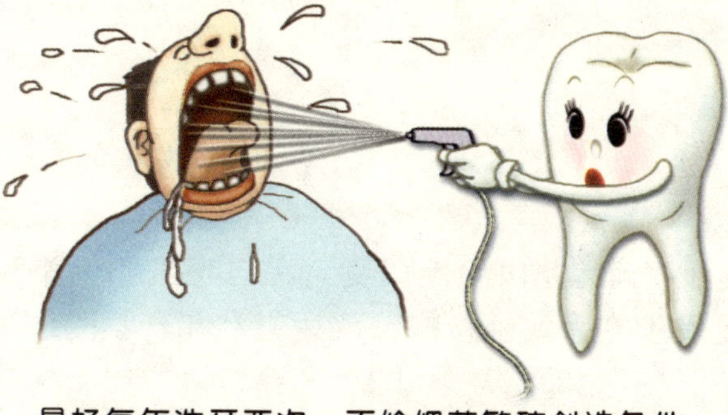

最好每年洗牙两次，不给细菌繁殖创造条件

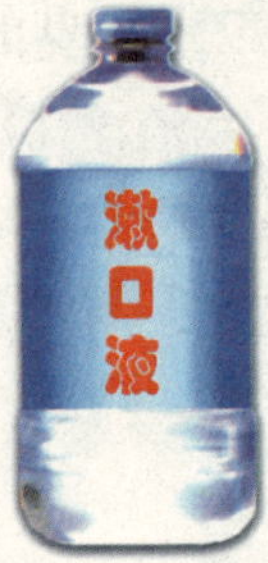

◎饭后漱口　将水含在口中，用舌挤水，鼓腮含漱，多漱几次可除味，如仍有食物味，可将几片绿茶叶放在口中咀嚼后再漱口，茶叶中的叶绿素可去除臭味。或者可用药物漱口液漱口。

对于佩戴假牙的患者，每次饭后应取下假牙清洁，并于睡前刷干净后泡入水中。

◎舌的清洁　舌苔是由脱落的上皮细胞、血细胞和细菌组成的，它们共同产生硫化物。因此，清洁舌，尤其是舌背后部，有助于减少硫化物的形成。用舌刷清洁舌的背部能明显改善口臭。刷牙结合刷舌可以减少 70%～80% 的硫化物。

用舌刷和牙膏，很容易引起呕吐反射，因此，最好先清洁舌背，然后再刷牙，或者尽量把舌伸出口外，加上深呼吸，再用舌刷刷洗舌背。

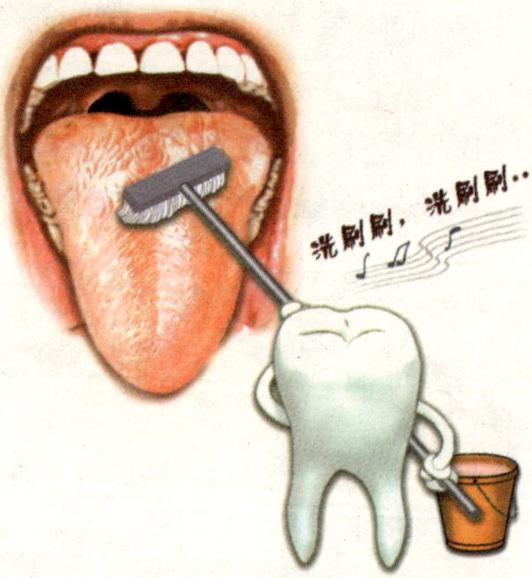

◎其他原因　非口源性口臭可来自呼吸道感染和血液携带，主要发生在系统性疾病、代谢紊乱和药物的作用，需要由呼吸科、内科和耳鼻喉科的专家会诊以找出口臭的原因并给予对症治疗。

第 7 节　口腔癌

口腔癌是口腔里的恶性肿瘤。可以发生在口腔的各个组织和各个部位，如口咽癌、唇癌或唾液腺恶性肿瘤。在我国，口腔癌以舌癌、颊黏膜癌、牙龈癌、腭部癌最常见，唇癌少见。

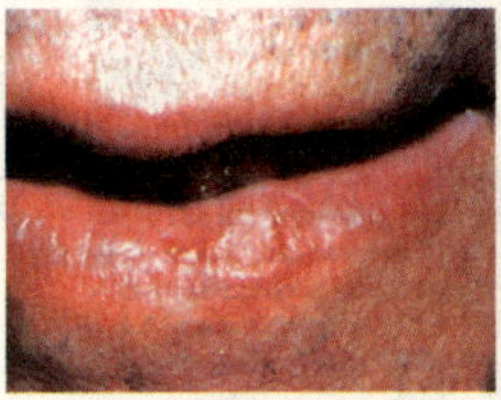

唇 癌

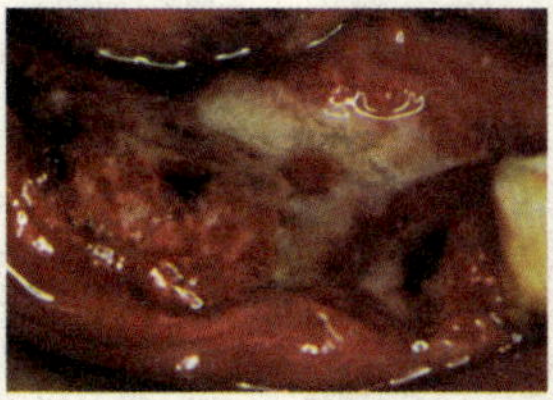

牙龈癌

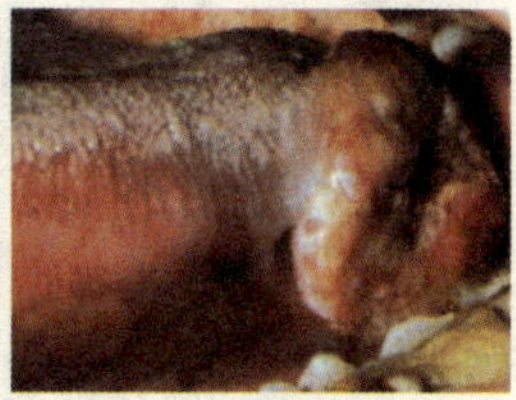

舌 癌

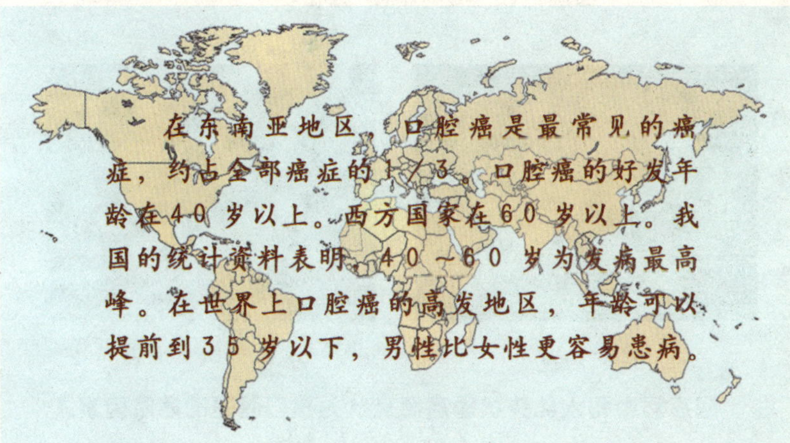

在东南亚地区，口腔癌是最常见的癌症，约占全部癌症的1／3。口腔癌的好发年龄在40岁以上。西方国家在60岁以上。我国的统计资料表明，40～60岁为发病最高峰。在世界上口腔癌的高发地区，年龄可以提前到35岁以下，男性比女性更容易患病。

1. 口腔癌临床症状

口腔癌早期多为无症状的肿胀，很少有溃疡，但肉瘤生长很快，常侵犯颌骨，破坏骨组织，年龄比较轻，淋巴结常受累、肿胀，疼痛是晚期的症状，同时伴有一颗或几颗牙齿松动。

口腔癌前病变最常见的是白斑、红斑、扁平苔藓和纤维性病变。白斑可发生在口腔各个部位，可自行消失，也可恶变但恶变率较低，红斑恶变的危险性比白斑大得多。扁平苔藓病因不明，也可发生在口腔任何部位，但颊黏膜最为常见。

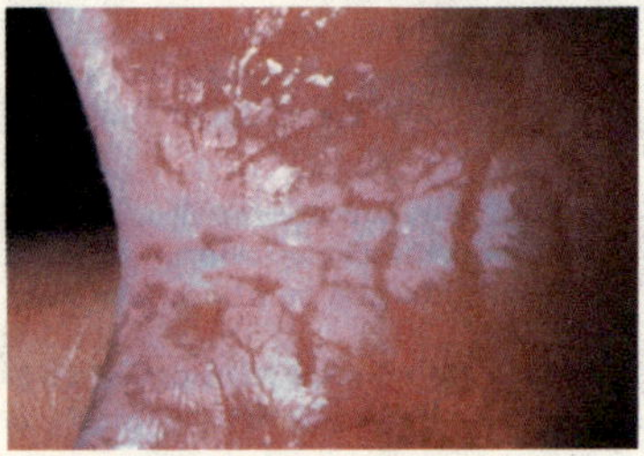

颊黏膜白斑

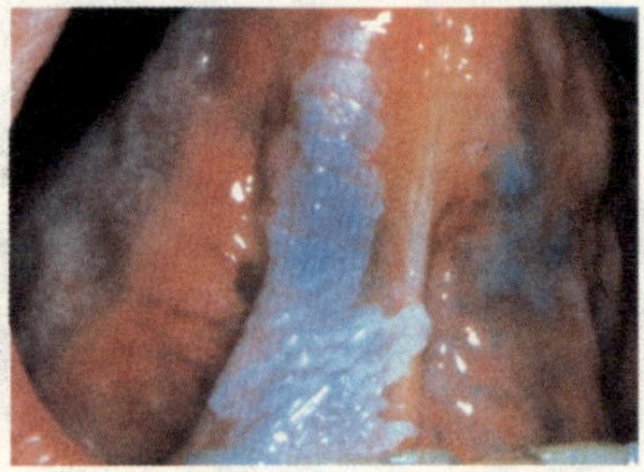

舌下白斑

口腔癌发生的不同部位和表现症状

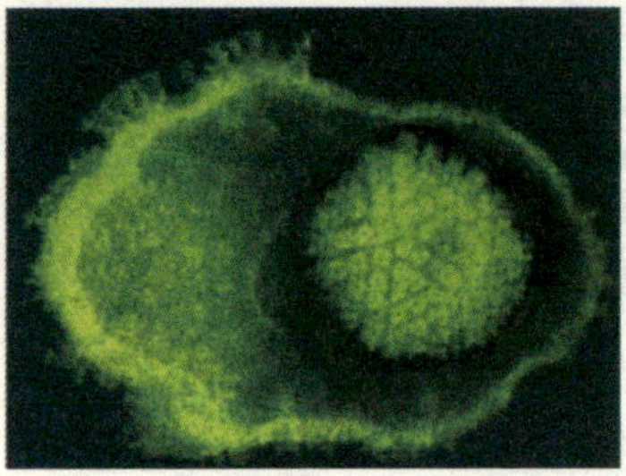

泡疹病毒

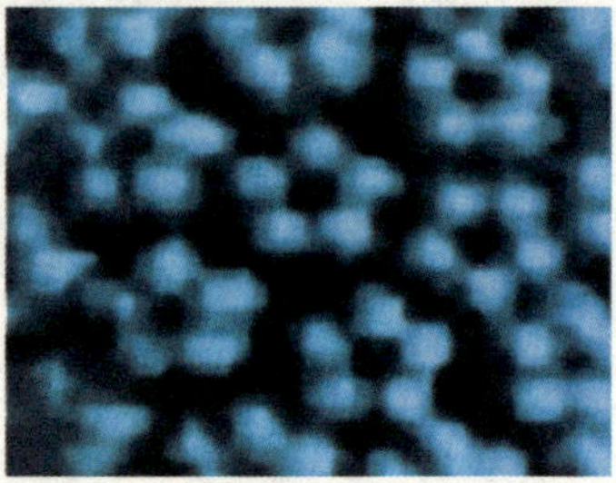

人乳头状瘤病毒

泡疹病毒和人乳头状瘤病毒被认为是口腔癌的危险因素

2. 主要危险因素

美国有一项调查，在403名口咽癌病人中，追踪观察了5年多，发现有72%的人吸烟，其中58%的人每天吸烟超过20支。说明吸烟的人是口腔癌的高危人群。在我国，吸鼻烟或嚼烟草的人很少，而烟民很多。

◎吸 烟 口腔癌发病非常高的原因可能与嚼烟和吸烟有关。烟草的烟雾中有 4000 多种化合物，1 支燃烧的香烟大约能产生 500 毫克的气体和微粒，其中焦油含有最强的致癌物质。

◎饮 酒 大量饮酒是发生口腔癌的重要因素。酒精的脱水作用使口腔黏膜对酒精饮料中的致癌物质更敏感；酒精中的乙醛可以损害细胞；同时烟酒的协同作用更增加了患口腔癌的危险。

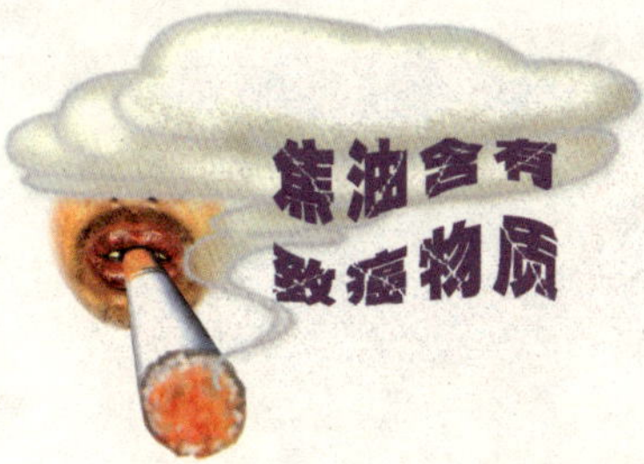

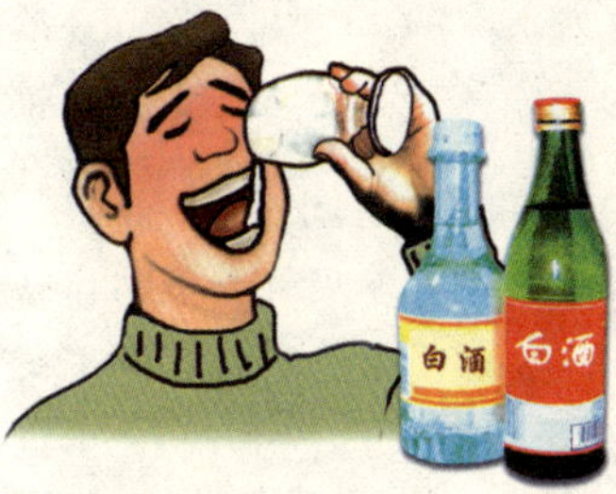

烟酒的协同作用更增加患口腔癌的危险

◎太阳辐射 户外工作者患唇癌的危险性较大，因为长期暴露于紫外线下。据统计，希腊农村人的唇癌占了口腔癌的 60%，因为那里日照时间长，农民又常在户外活动。

◎嚼槟榔 在东南亚国家嚼槟榔很普遍。我国的海南与台湾等地区也有嚼槟榔的习惯。这些地区口腔癌的发病率较高。

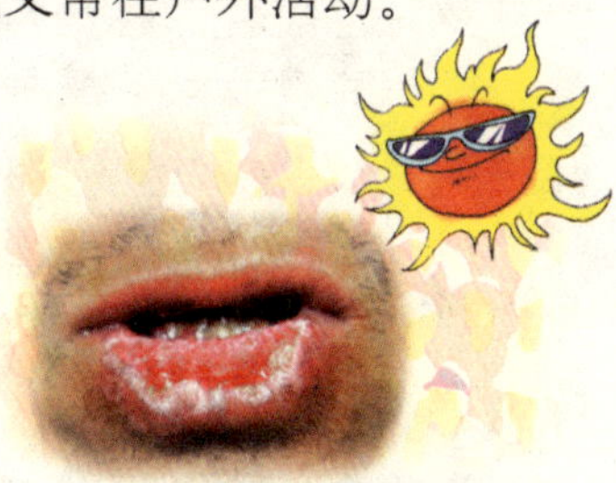

长期暴露于紫外线的人群口腔癌发病率高

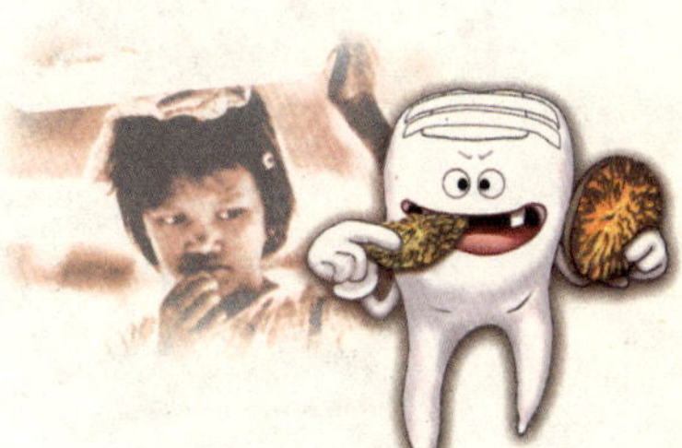

长期嚼槟榔的人口腔癌发病率高

长期吸烟与嚼槟榔者或兼有烟酒嗜好者，除应定期口腔检查外，还应面对镜子，在充分照明下，学会自我检查方法。

口腔癌的自我检查

皮肤颜色	对称性观察头颈部，注意皮肤颜色变化。用手的食指触摸面部，如有颜色变化、触疼或肿块，疣痣增大，应在两周内就医检查。
颈　部	从耳后至锁骨注意触摸疼痛与肿块，检查左右两侧颈部。
上、下唇	先翻开下唇，观察唇红部和唇内侧黏膜，用食指和拇指从内向外，从左向右触摸下唇。对上唇做同样检查，触摸是否有肿块，观察是否有创伤。
牙龈与颊部	用食指拉开颊部，观察牙龈，并用食指与拇指挟住颊部，进行触摸。
舌与口底	伸出舌，观察舌的颜色与质地，用消毒纱布包住舌尖部，把舌拉向左或右，观察舌边缘部位。用食指与拇指触摸舌体，注意是否有异常肿块。检查口底需用舌舔上腭部，以观察颜色与形态的变化，再用食指触摸口底。
上腭部	用牙刷柄压住舌，头略后抬，观察软腭与硬腭的颜色与形态。

3．口腔癌的预防

◎戒烟　药物疗法对戒烟有一定帮助：尼古丁替代疗法最普遍；用皮肤贴，稳定定量释放尼古丁；还有鼻用喷雾剂、雾化吸入器、口香糖等方法。

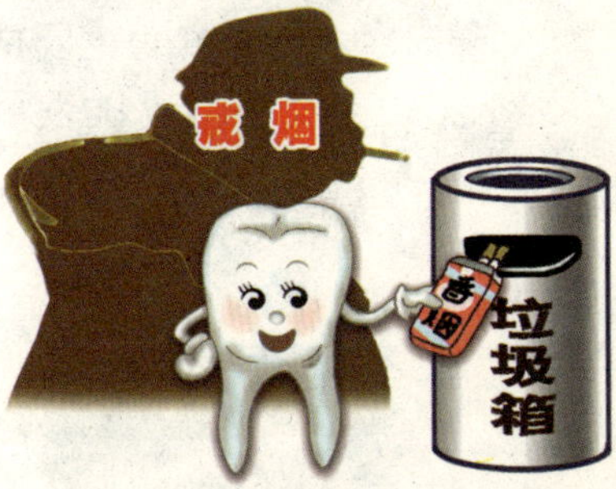

戒烟有助于预防口腔癌

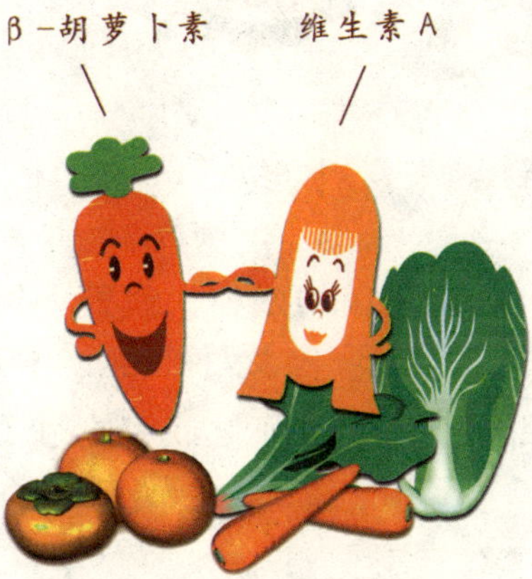

β-胡萝卜素存在于带叶绿色蔬菜和桔黄色水果之中

◎营养　β-胡萝卜素　是体内几种类胡萝卜素之一，涉及到抗氧化和抑制游离基的反应，是维生素A的先质。存在于带叶绿色蔬菜和桔黄色水果之中。在一定程度上可以转化成维生素A。所以，食用新鲜蔬菜和水果有益于预防口腔癌。

维生素E　维生素E在降低口腔癌的进展方面有效果。血清维生素E的水平与口咽癌的发生有相反的关系。血清维生素E的水平高，口腔癌的发生率就低，血清维生素E的水平低，口腔癌的发生率就高。

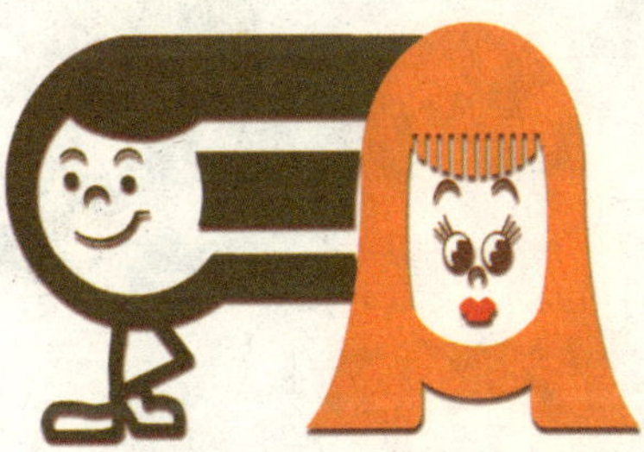
血清维生素E的水平高低与口腔癌的发生有关

◎**限量饮酒** 尤其有烟酒双重嗜好者，更要戒烟限酒。

◎**姜黄素** 是姜黄的主要成分，广泛用于咖喱粉之中。姜黄素可以抑制致癌物质诱发肿瘤。

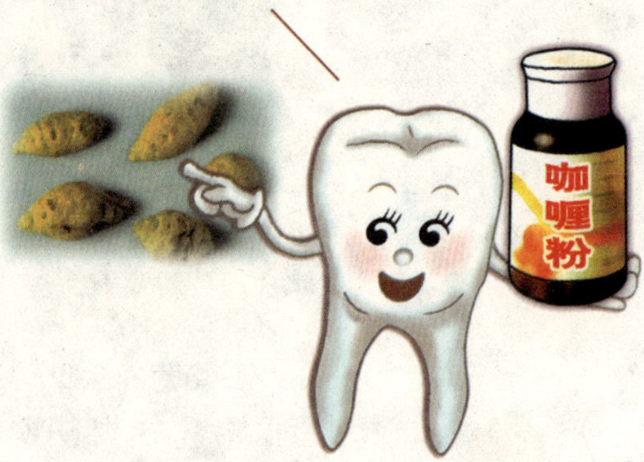

◎**消除或减少致癌危险因素** 如口腔里的残根、残冠、锐利牙尖、错位牙和不良修复体，一旦发现应及时处理。

◎**保持良好的生活习惯和口腔卫生习惯** 如不吃或少吃过烫和有刺激性的食物。

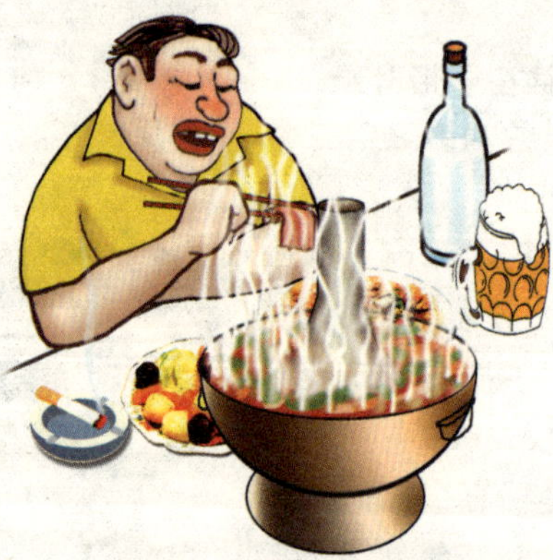

不吃或少吃过烫和有刺激性的食物

第 7 章　口腔颌面部炎症感染

第 1 节　牙槽脓肿

1. 病 因

牙槽脓肿主要是因为牙神经，也就是医生通常所说的牙髓发炎，炎症通过牙根周围的软组织向牙槽骨扩散。由于牙槽骨骨质疏松、骨皮质薄，牙槽中的脓液很容易穿破皮质到达骨膜下形成局部脓肿，称为牙槽脓肿。容易出现在下颌某个牙的周围。如果不及时治疗，牙槽脓肿可以进一步扩散，形成周围蜂窝组织炎，甚至败血症，严重者有可能威胁到生命。

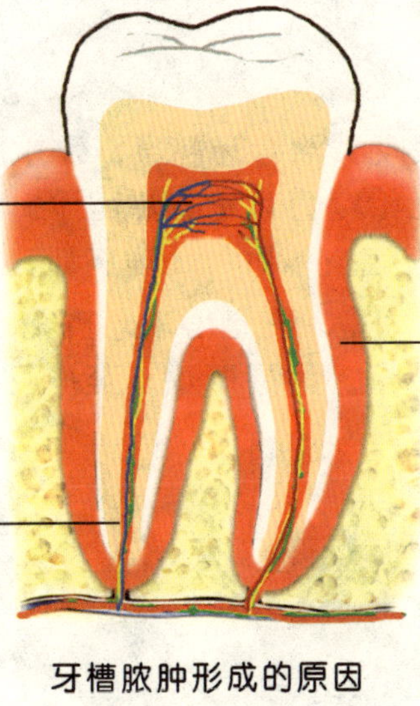

牙槽脓肿形成的原因

2. 症 状

病人常常会告诉医生几天前先有牙疼，此时也就是牙神经发炎，剧烈疼痛，患牙根部也有明显压疼，感觉牙齿长长了，松动，不敢碰，不能咬东西。上下牙咬合时疼痛更明显。

患牙区面部肿胀，肿胀区由小变大，由硬变软，压疼明显，说明脓液已经形成。附近淋巴结，如下颌或颈部淋巴结肿大、压疼，可以有低烧和全身不适。

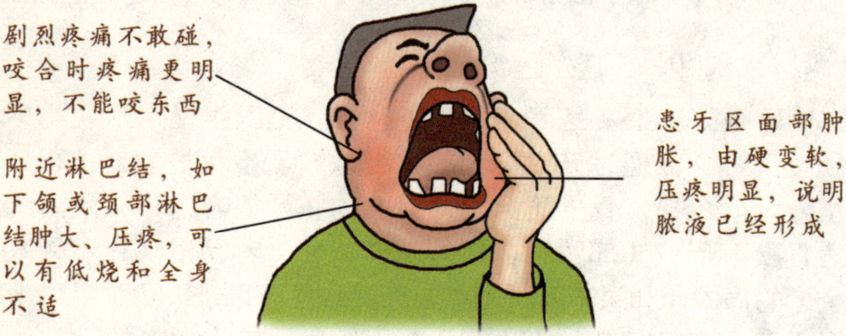

牙槽脓肿的主要症状

3．治 疗

首先应及时发现和治疗牙髓炎。发生脓肿后应赶紧到专科医院找医生进行治疗。首先需要切开引流，放出脓液，口服抗菌药物。待炎症缓解后，处理病牙，包括拔牙等。

需要特别提醒的是，一旦得了牙髓炎，一定要及时治疗，千万不能耽误，否则，后果严重直至危及生命。

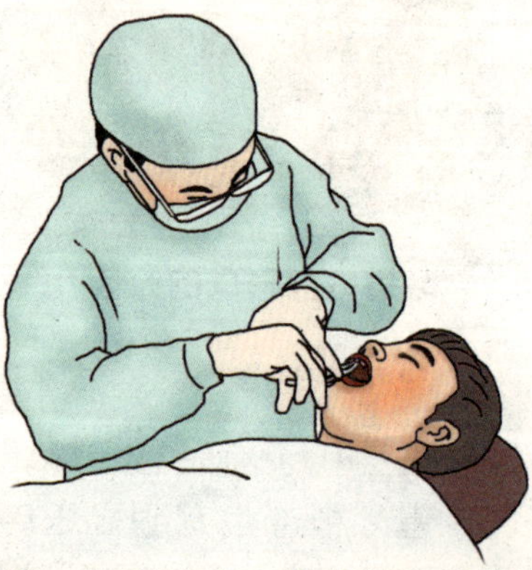

切开引流，放出脓液，炎症缓解后处理病牙

第 2 节　干槽症

1. 病 因

干槽症就是拔牙后的牙窝内牙槽骨的骨髓炎。大多出现在拔除难拔的智齿或牙根的情况下，可能因为手术创伤，拔牙时间长，拔牙窝不干净，没有血块，有食物残渣进入，细菌感染所引起。当然也可能是由于手术操作过程带入的病菌感染所致。

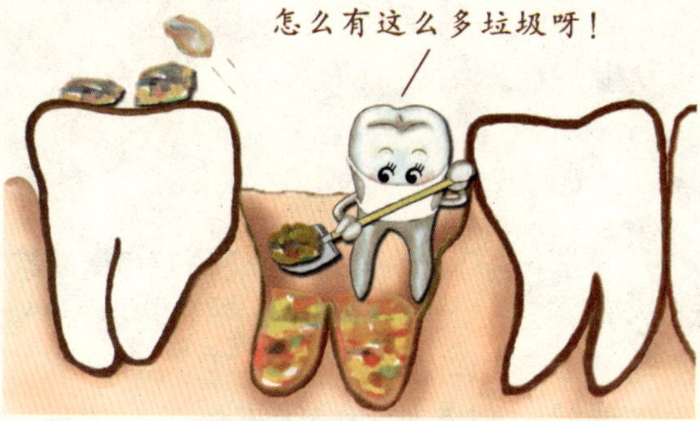

干槽症的致病原因

2. 症 状

干槽症多是发生在拔牙之后的 3 ～4 天出现的拔牙窝疼痛，并且向耳部或颞部放射。附近的淋巴结肿大、压疼，张口受到限制，有低烧和全身不适。

3. 治 疗

除了口服或注射抗生素、止痛药物之外，在消毒清洗干净拔牙窝之后，填入碘仿纱条，可以达到隔离外部刺激，减轻疼痛和促进伤口愈合的作用。病人要保持口腔清洁卫生，可以适当用药物含漱液缓慢含漱或含漱片含化。

第3节　智齿冠周炎

1. 病　因

智齿是口腔里最后面的第三磨牙。少数人因退化或者没有完全萌出，出现前倾或水平阻生。智齿牙冠周围的软组织不容易通过刷牙、漱口清理，存在盲袋，就为微生物侵入、生长提供了场所。当咬合不慎，或周围黏膜受到伤害之后很容易发生炎症。智齿冠周炎多见于18～25岁的青年人。当全身抵抗力下降时，如感冒、疲劳或月经期间，可引起急性发作。

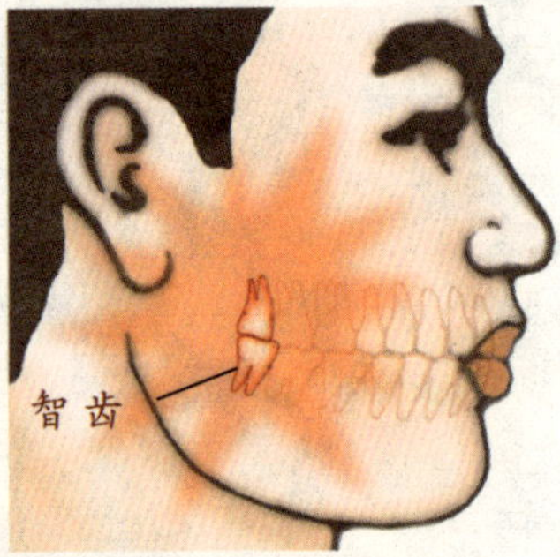

下颌智齿最易发生冠周炎

2. 症　状

早期表现为患牙局部胀痛不适，咀嚼食物困难和吞咽时疼痛加重，严重时出现面部肿胀，疼痛可以放射到耳部和颞部。患牙周围牙龈红肿明显，边缘糜烂，触痛明显，牙龈沟内可能形成脓肿，有脓溢出，甚至伴发相邻的间隙感染。患侧下颌淋巴结，颈部淋巴结肿大，压痛。常伴有程度不同的开口受限，并有畏寒、发烧、头疼、全身不适，甚至影响睡眠等全身症状出现，也可以是慢性炎症的急性发作。

3. 治　疗

急性发作期间，医生首先会冲洗智齿周围牙龈袋，放置碘甘油或碘酒。如有脓肿则切开引流。适当使用抗生素、解热止痛药。局部红肿、疼痛可以进行物理治疗。等炎症转入慢性期后，如果是阻生齿，应该拔除。如果牙正常萌出，则可以施行小手术，消除龈袋，以免再次复发。

第 4 节 腮腺炎

1. 病 因

腮腺炎的种类较多，这里主要介绍的是一种流行性腮腺炎，俗称痄腮。它是由一种流腮病毒引起的急性传染病。

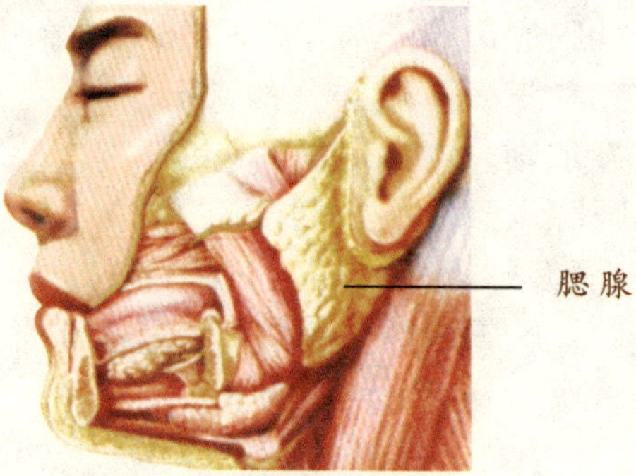

腮腺炎是流腮病毒引起的急性传染病

2. 传播特点

发病的季节常在春季和冬季。通常是通过唾液飞沫传播，如讲话、咳嗽或打喷嚏散发出来的唾沫可以传给其他人。虽然任何年龄都有发病的可能，但是以儿童和青少年为常见。尤其是在儿童集聚的幼儿园和小学，一旦有人得病，就很可能传给其他儿童。

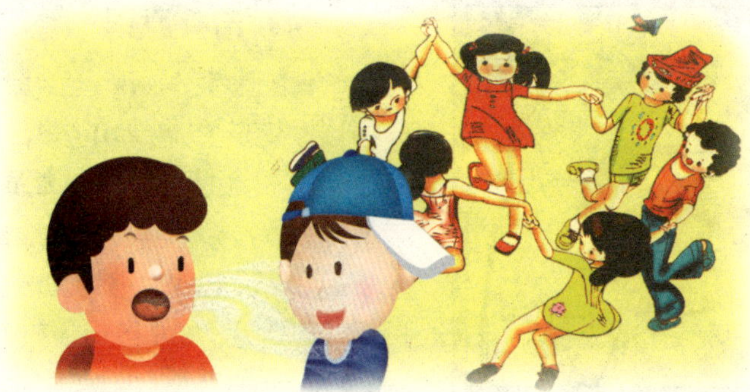

流腮病毒主要通过唾液飞沫传播，患者多为幼儿园和小学的儿童

3. 临床表现

这种腮腺炎初发之时，病儿先有发烧寒战，全身不适，类似重感冒的症状，腮帮子一侧或两侧逐渐肿大鼓起来，但不化脓，皮肤表面不发红，肿胀的边界不清楚。扪压时有弹性感和压痛，咀嚼食物或张口时，疼痛加剧。本病对机体的危害不只是腮腺本身，少数病例还可并发脑膜炎和睾丸炎。睾丸炎时常有睾丸疼痛；脑膜炎时常有剧烈头痛和喷射性呕吐。

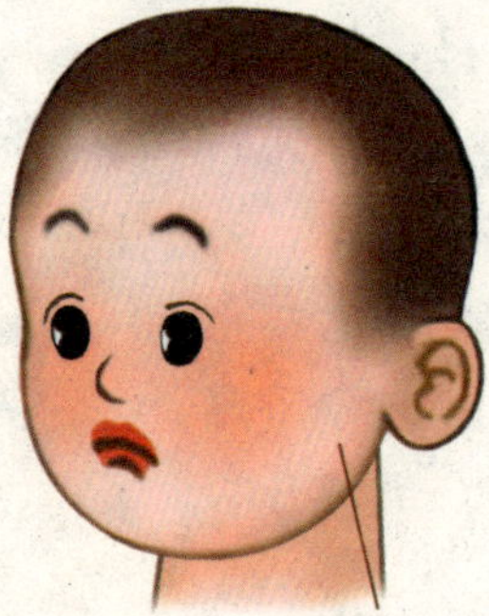

腮腺炎

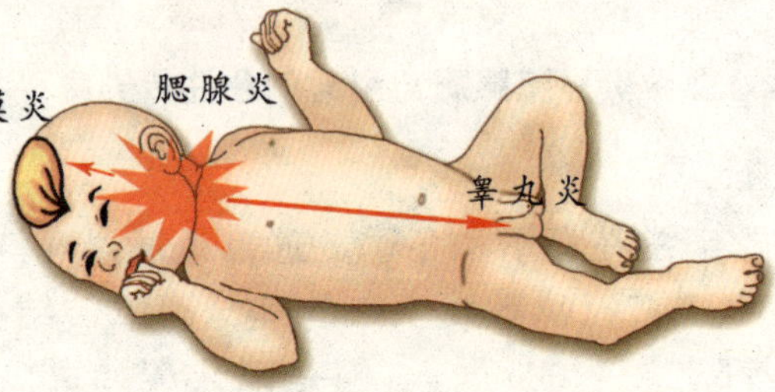

腮腺炎的并发症

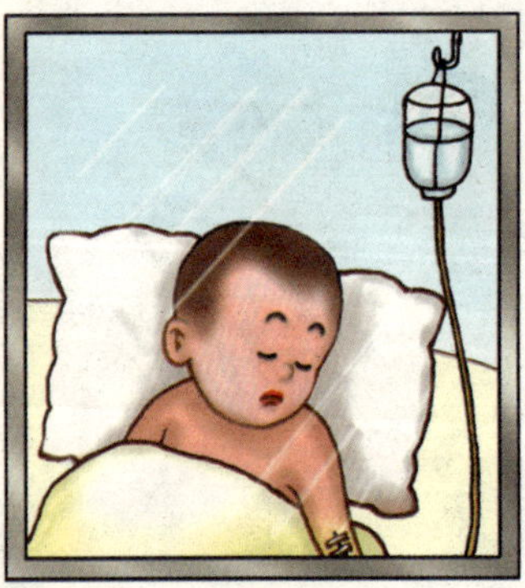

病人要迅速隔离并卧床休息

4. 治疗原则

腮腺炎并不一定会马上引起家长和老师的关注。因此，需要特别关注儿童病情的进展，以便及时就诊治疗。一旦发现患儿，要迅速隔离，以防蔓延。对患儿进行隔离并卧床休息，以免发生交叉感染。

因流行性腮腺炎是病毒感染，所以，在治疗时一般不用抗生素。可用中药方剂，如板蓝根冲剂、吗啉呱等抗病毒药物治疗；肿胀区可外敷蓉芙膏或青黛散。

加强口腔护理，保持口腔卫生，多漱口、多喝水，吃营养丰富、易消化食物，以防逆行性感染。

需要提起注意的是 另有一种急性化脓性腮腺炎，多发于成年人，尤其是体弱多病者，或者是在急性传染病的过程中，通过腮腺导管感染金黄色葡萄球菌而引起。腮腺部位皮肤有明显的红肿，剧烈的疼痛和化脓出现。必须选用抗生素治疗，保持导管排脓通畅，以及选用抗菌漱口液等进行口腔清洁护理。

5. 预 后

腮腺炎病程一般在7～10天可以消肿，恢复正常。如果注重全身的支持性治疗，一般可以自愈。

第 8 章　口腔外伤

第 1 节　烫伤、烧伤和咬伤

烫伤、烧伤和咬伤主要涉及唇、舌、牙龈与口腔黏膜等口腔周围软组织的损伤。

烫伤 主要是因热水、热饮料、热液体、热蒸气、热器皿、热气流和热液流引起的表层软组织的伤害，除热水外，有热茶、热奶、热汤、热油等，婴幼儿的皮肤、口腔黏膜、牙龈最容易受到烫伤。

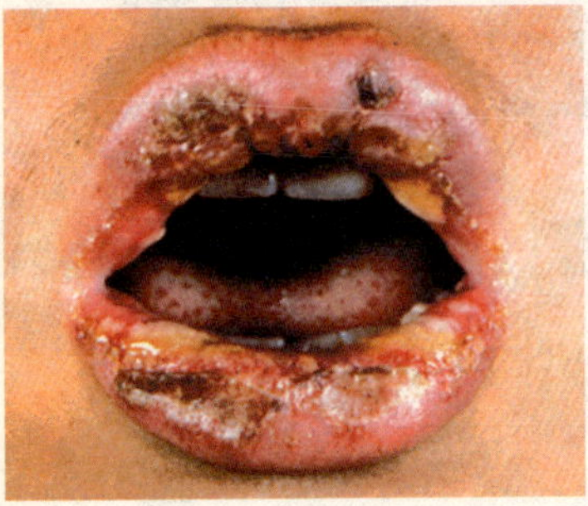

烧伤 主要是由于火、电、射线和化学制剂引起颜面、口腔内外软组织的不同程度的伤害。

咬伤 主要是咀嚼食物不慎引起的口腔颊黏膜、舌部损伤，或者牙尖过分尖锐，咬伤口腔黏膜或舌。还可能在运动或打架斗殴等过程中引起。

处置要点

⑴如果伤口没有感染，只要注意伤口的清洁护理，婴幼儿口腔内可以涂抹甲紫（龙胆紫），俗称紫药水，有杀菌，收敛作用，又无刺激性。还可用复方硼酸液搽洗伤口或含漱。

⑵外部皮肤可涂敷养阴生肌散等。

⑶提供软质流食，适当营养调理，一般在 1 周内可以痊愈。

第 2 节　摔伤和牙外伤

婴幼儿的头、面、口部很容易受伤。50% 以上儿童是摔伤所引起。约有 30% 儿童经历过乳牙创伤。乳牙创伤最常见于 18~30 个月的幼儿。这个年龄段儿童刚开始学会走路、跑步和蹦跳，腿脚还行走不稳，最容易发生意外，导致口齿受伤。个别因家长虐待或不关注，也是造成口齿外伤的原因之一。

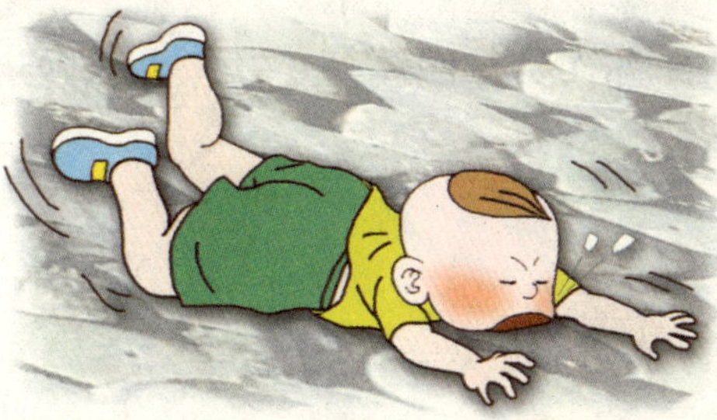

摔伤和牙外伤有一半以上发生在幼儿时期

上前牙外伤最为普遍，最常见的是牙龈出血，牙齿向内侧移位，牙齿钻入牙槽骨内的情况也很普遍。还有可能发生牙齿脱位，甚至脱落。如果乳牙钻入牙槽骨内，可以影响到发育中的恒牙；如果乳牙外伤引起感染，也可影响恒牙。

1. 处置要点

如果是恒牙脱落，千万不要把脱落的恒牙随意抛弃。应

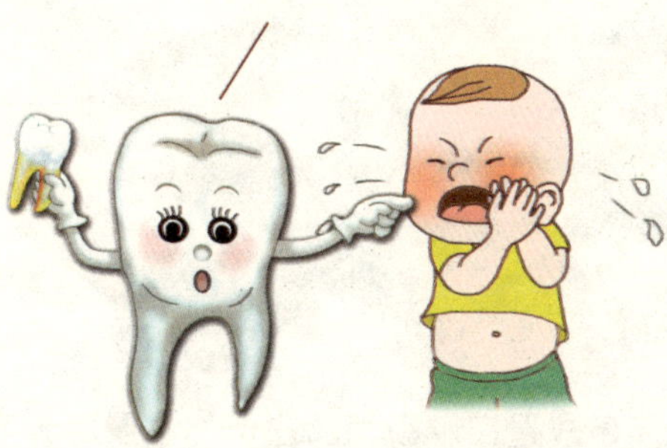

该立即用水将牙齿冲洗干净，再用消毒纱布将牙齿包裹起来，尽快到口腔医院找医生处理。医生会根据情况将断牙消毒处理后重新再植入到牙槽窝内。但如果脱落的是乳牙，一般不能再植入到牙槽窝内。

2．预防方法

预防儿童摔伤非常重要。家长要告诉孩子自我保护，万一不慎摔倒，首先要伸出两只小手接触地面，防止上前牙先着地，引起前牙外伤。可以让孩子在床上或软垫上用两只手着地，帮助孩子找到这种感觉。

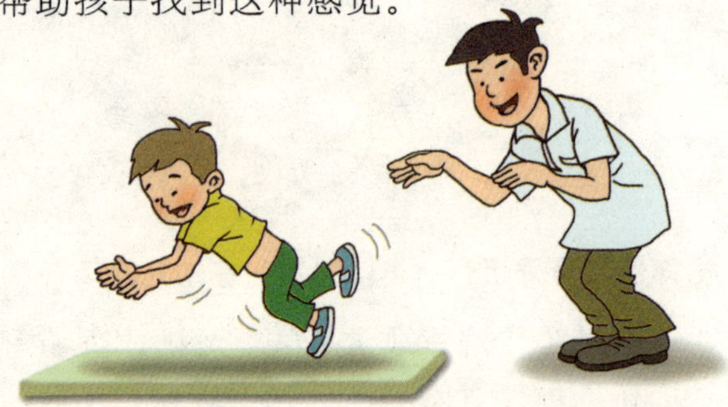

家长可在家中对孩子进行防摔模拟训练

第 3 节　撞伤（颜面软组织创伤、颌骨骨折）

撞伤一般比较严重，如交通事故，剧烈运动的意外创伤，不仅涉及的口腔颜面范围较大，而且较深，包括口腔内外的

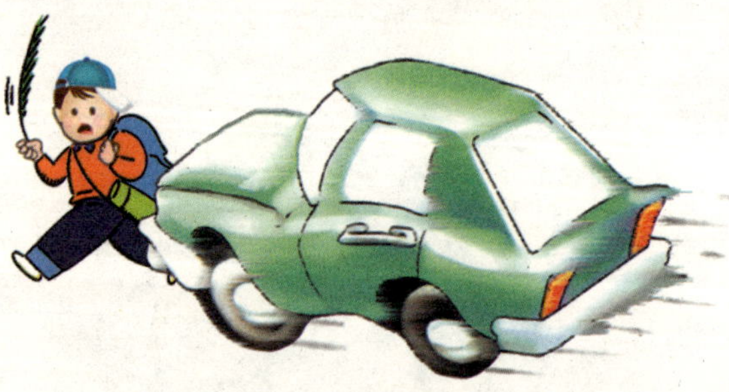

交通事故是口腔颌面部撞伤的主要因素之一

唇、舌、腭、牙龈、系带等软组织；还可能有穿透伤，牙齿及牙槽骨损伤，包括骨折；还可能发生颌骨骨折，导致开闭口困难、面部不对称或感觉异常（如刺痛感、麻木感或蠕动感）等。

有调查报告显示，在我国 18～50 岁的成人中，约有 15.5% 的人曾发生各种颜面软组织创伤、颌骨外伤（骨折），其中 2/3 是发生在 18 岁以前。在这些口齿外伤史中，85% 有牙外伤，62% 有唇撕裂，20% 有多种颌面损伤，并伴有身体其他部位的损伤。

处置要点和预防措施

这类创伤病人应该立刻送到口腔专科医院的急诊科找口腔颌面外科专家进行手术治疗。一般口腔诊所和门诊部不具备接收这类病人的条件。

在进行剧烈运动之前，一般应该戴上软塑料保护器，以避免意外伤害。

第9章　镶牙

第1节　恢复口齿的基本功能

口腔的核心是牙齿。中国最早的医书是西汉张仲景的《口齿论》。只可惜除书目外，其内容已失传。对于口齿的功能，宋朝王怀隐等编著的《太平圣惠方》中的“口齿论”有如下记述：“夫口齿者，为脏腑之门户，呼吸之机关，纳滋味以充胃肠，通津液以润经脉，故口为脾之应侯，齿作骨之荣华，在乎一身，实为大要。”又说：“口为玉池，唇为飞门，齿为户门。宜发五音，摧伏诸谷”。

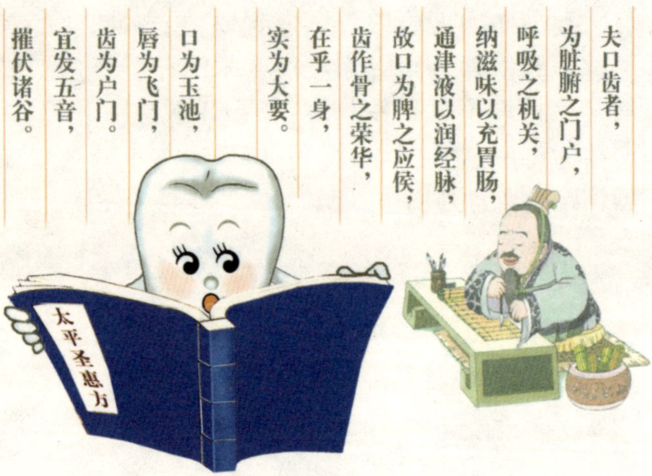

由此可见，口齿是通过膳食摄入营养的必经之路。呼吸空气之辅助气道；有饮水、咀嚼食物、分泌唾液、帮助消化、搅拌、吞咽食物、辅助发音、语言交流、歌唱、吹乐、情感表达交流、显示外观容貌等功能。所以，牙齿缺失影响诸多正常功能之发挥。为此，世界卫生组织提出，老年人至少要保持20颗有正常功能的牙齿，才算是口腔健康的基本标志。

及时镶上一口能够发挥基本口腔功能的好牙，是每个失牙者应该考虑和实现的基本生活需求。

镶牙，专业行话叫做义齿修复，是根据病人口腔里的不同条件和经济状况，按病人的要求，采用不同材料和工艺制作假牙的过程。镶牙也好，种牙也罢，说的都是假牙。但是随着科学技术的发展，如今的假牙完全可以做到以假乱真的地步。义齿修复可以分成活动义齿修复、固定义齿修复、全口义齿修复和种植牙几大门类。

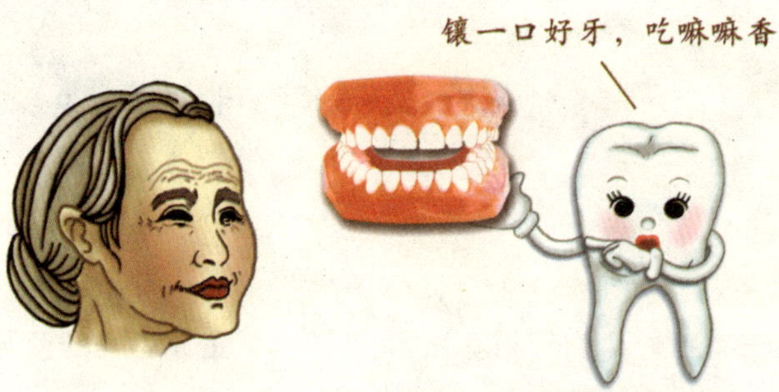

老年人应至少保持 20 颗有正常功能的牙齿

第 2 节　活动义齿修复（活动假牙）

活动义齿可以从一颗门牙缺失，到全口只剩余一颗牙，所镶之牙都可以称为活动假牙。因为病人可以自行摘戴，所以又叫可摘义齿。这一类假牙的组成分为三大部分：人工牙，基托和固位体。有时还有连接杆。

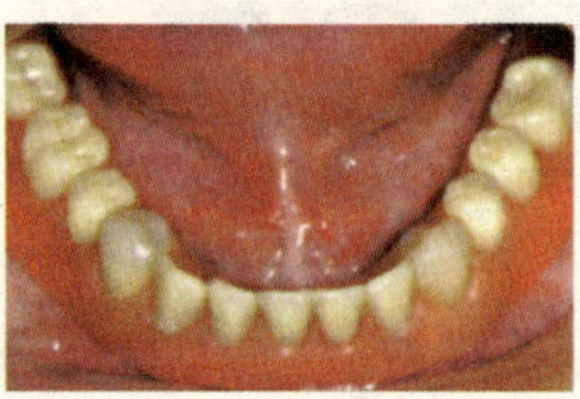

人工牙

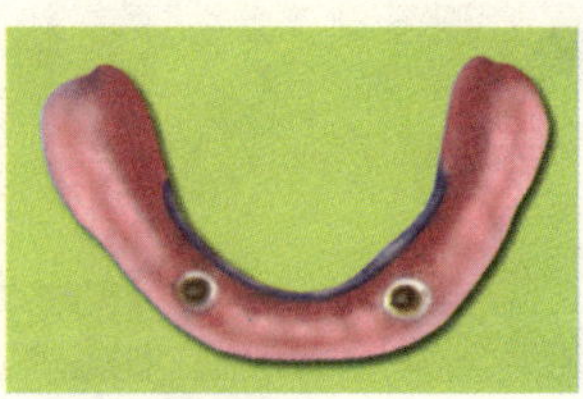

基托和固位体

活动义齿（假牙）的组成

传统的假牙除了用不锈钢丝弯制固位体（卡环）之外，其余的牙和基托都是用塑料中的一种树脂制作的。几乎完全是手工制作。所以价格便宜，大多数人都能承受得起。不足之处是咀嚼功能受到一定限制，基托面积较大，戴在口里不太舒适，摘戴比较麻烦，假牙的颜色也不大理想。

现在的活动义齿有了很大改进：基托可以用金属铸造，强度较高，小而薄，感觉舒适；连接体、卡环也可以用金属铸造，比较稳固；假牙可以用瓷材料制作，颜色好，坚固。

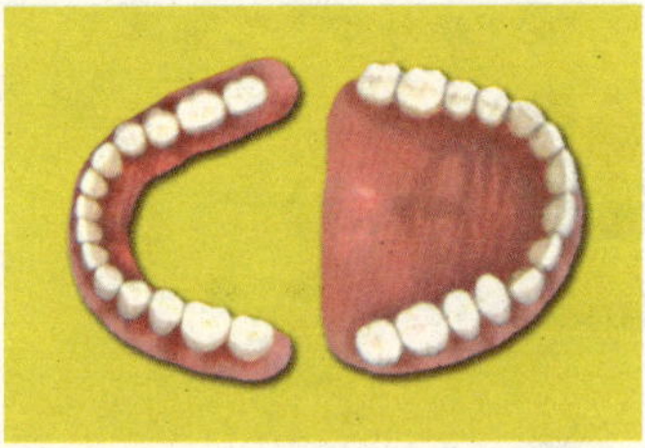
传统树脂材料的牙和基托

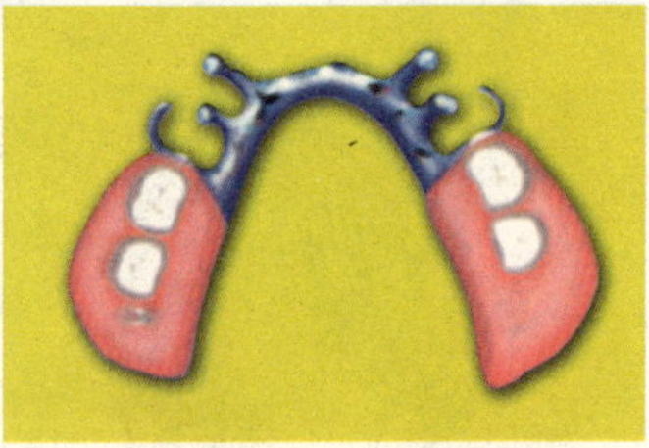
金属基托和瓷牙

第 3 节　固定义齿修复（固定假牙）

固定义齿修复，就是把假牙固定在邻近的真牙上，病人自己不能随意摘戴的一类义齿修复。

最简单义齿修复　是经过治疗，保留一颗牙的牙根，利用牙根，在根管内插入一个固位钉，并在固位钉上制作一颗树脂或烤瓷假牙，叫做桩冠。

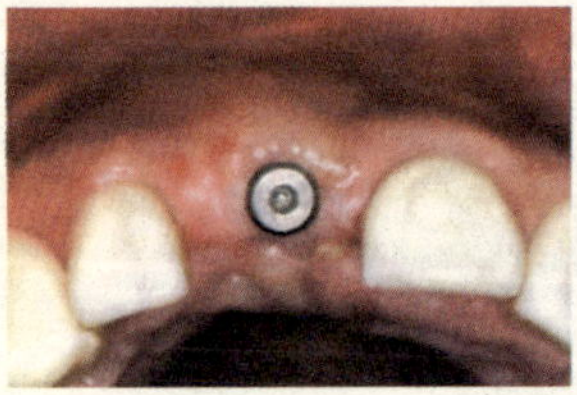
在牙根管内植入固位钉

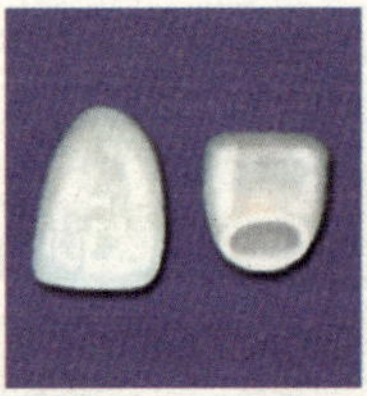
在固位钉作桩冠

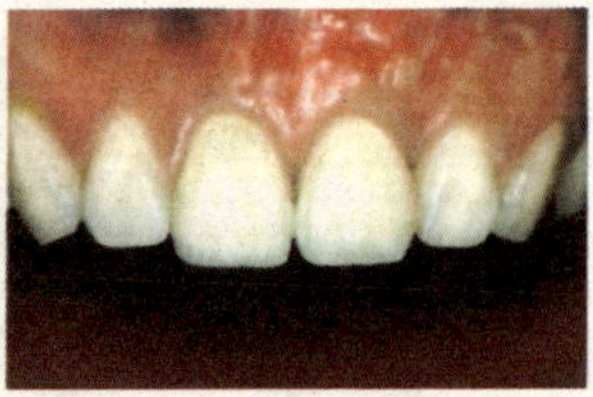
修复后

简单义齿修复过程

较简单义齿修复 又称为固定桥，与桥的概念相似，桥就是缺失的牙，可以是一颗或多颗，还有桥体，就是把邻近牙，至少前后或左右两颗牙当作桥基牙，也可包括多颗牙作为桥基牙，用金属和烤瓷，在基牙上制作桥体，连接桥牙，形成固定桥，再用粘着剂固定在基牙上。

复杂义齿修复 固定桥可以利用多颗桥基牙修复多颗假牙，就像长桥一样。由于金属包在里面，外层是烤瓷牙，所以既牢固，又美观，在咀嚼功能与外观上如同真牙。

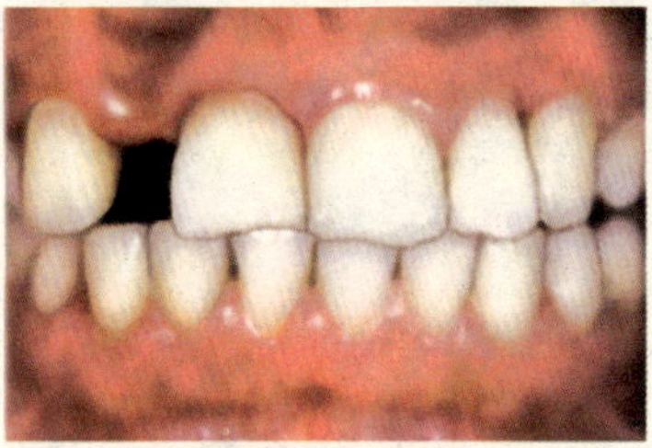

桥(缺失的牙)

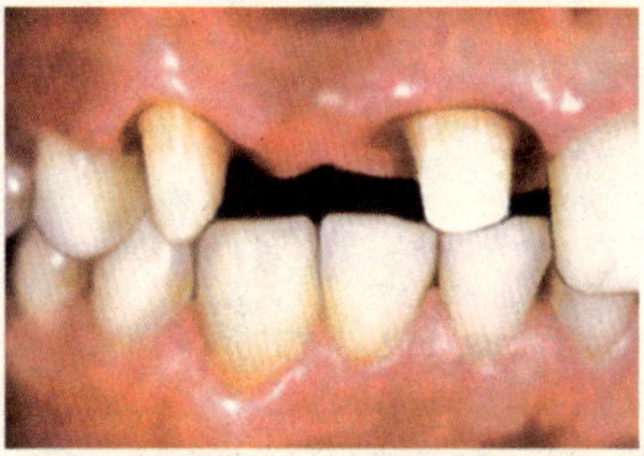

桥体（把邻近牙作桥基牙）

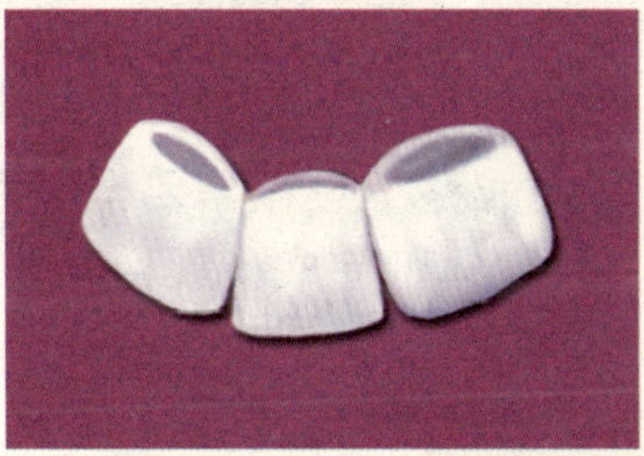

在基牙上制作固定桥

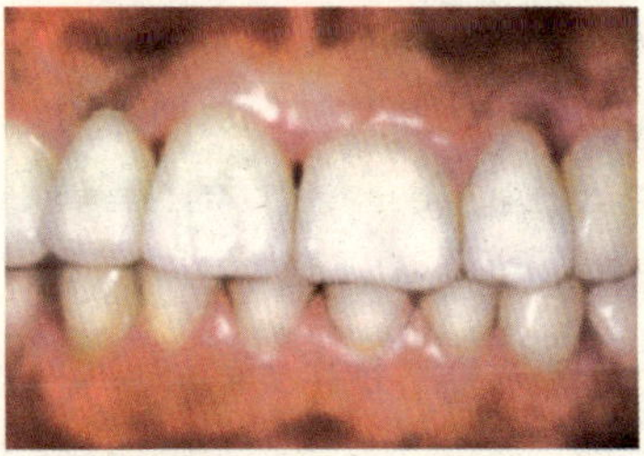

把桥固定在基牙上

以一颗或多颗牙作桥基牙的固定义齿修复过程

第 4 节 全口义齿修复

顾名思义，全口义齿修复就是口腔里一颗牙也没有了，完全靠上下颌牙槽骨和口腔黏膜承受压力，以上下全口基托为支撑，修复一口完整假牙，恢复咀嚼食物、说话和外观的基本口腔功能。当然如果口腔条件差，义齿的良好固位可能会有一定的问题，咀嚼功能也可能会差一点。

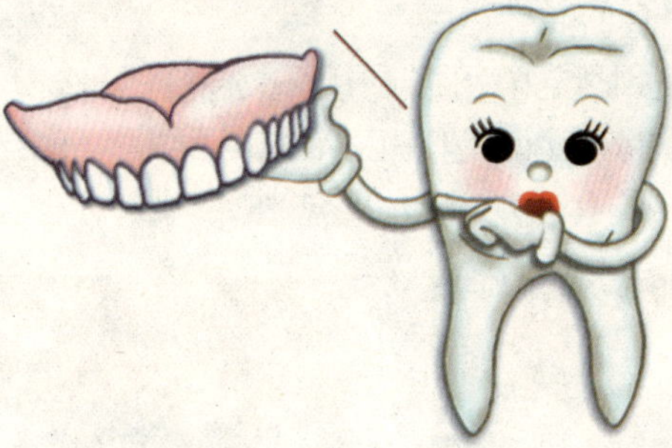

第5节　种植牙

种植牙与种庄稼不一样，不是把牙胚种入牙槽骨内等它长成一颗真牙。种植牙所种植的是假牙，与固定义齿修复相似。不同的是先通过手术在牙槽骨内插入一个金属种植体，等待3个月左右，如果种植体与牙槽骨结合良好，再制作一个基桩，在基桩上制作一颗假牙。完成整个过程需要半年左右时间。当然，也可同时插入多个种植体，完成多颗种植牙。也可利用多个种植体，制作全口义齿。

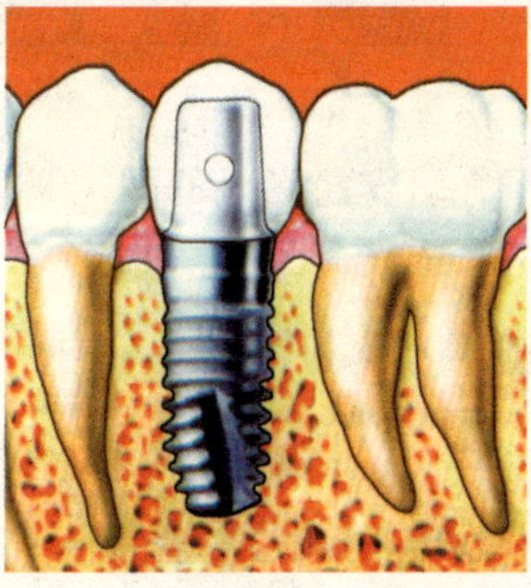

种植牙

种植牙是一种先进的科技成果，在国内外已经广泛开展，但是，它对于医生的技术要求，对器械、设备、材料，还有病人应具备的条件，如口腔健康状况、牙槽骨宽度、高度和经济状况，都有很严格的要求。不过，种植牙功能强大，牢固稳定，精致美观，感觉像真牙一样。

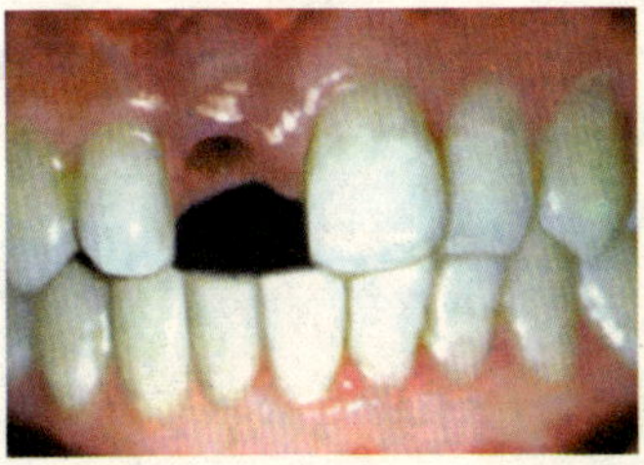

治疗前

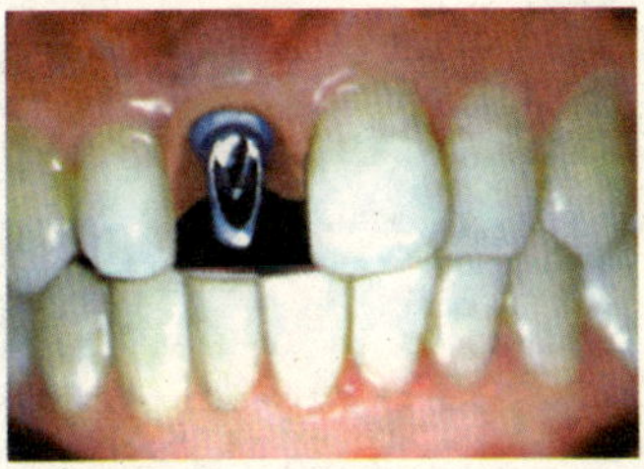

治疗中

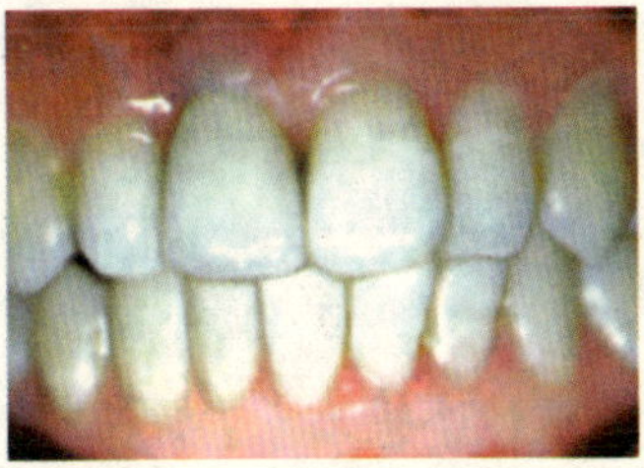

治疗后

右上中切牙种植修复前后的对比

第10章 不同人群的口腔保健

第1节 儿童青少年口腔保健

1．不叼奶瓶

奶瓶中无论是牛奶、糖水还是果汁，里面都含有蔗糖。孩子长时间含着它入睡，牙面上的细菌就可以利用糖代谢出酸性产物而腐蚀牙齿。所以，当婴儿睡前喂过甜食后，一定要喂些白水冲冲口腔。

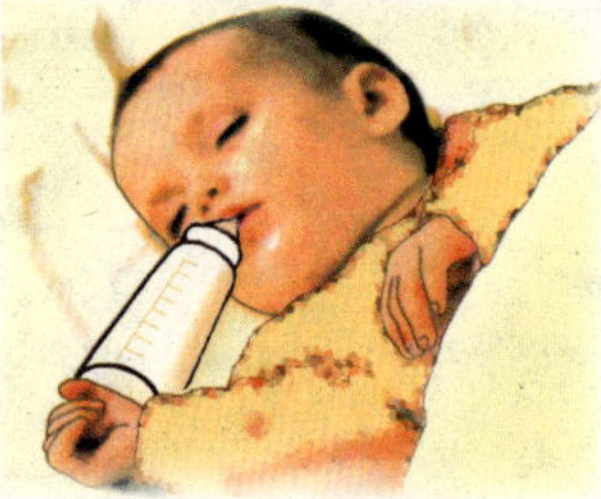
不含奶瓶入睡

2．不吮手指

吮指是婴儿获得食物的一种自然反射，可使婴儿感到愉快与安全。如果过了2岁还不停止，那就是一种不良习惯了。在儿童青少年时期，其他类似的不良习惯还有咬手绢、后牙咬舌、前牙咬舌、咬唇、咬铅笔、偏侧咀嚼、吐舌等，这些都会影响牙齿与面部的正常发育，造成牙齿不整齐，甚至面部畸形。

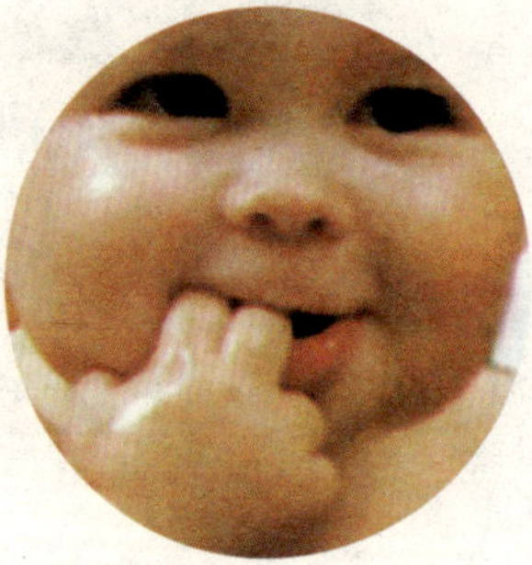
教育孩子不吮手指

3．养成良好的刷牙习惯

儿童在还不能够熟练地写数字的时候，也不能熟练地用牙刷刷牙，尤其是幼儿园的儿童，即便能自己刷牙，也难以达到清除牙菌斑的目的。因此每天儿童睡觉之前，应由家长监督指导儿童刷牙。

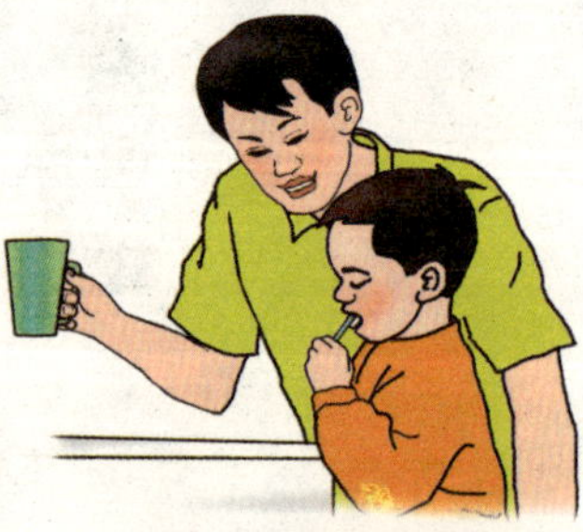
监督孩子睡前刷牙

4. 及时纠正

首先要注意按时喂奶进餐，避免孩子因饥饿而养成吮指的习惯。当孩子牙齿排列出现问题，应去看牙医，看看可用哪种方法纠正。纠正的方法有许多种，严重者则需要戴矫正器才能纠正过来。

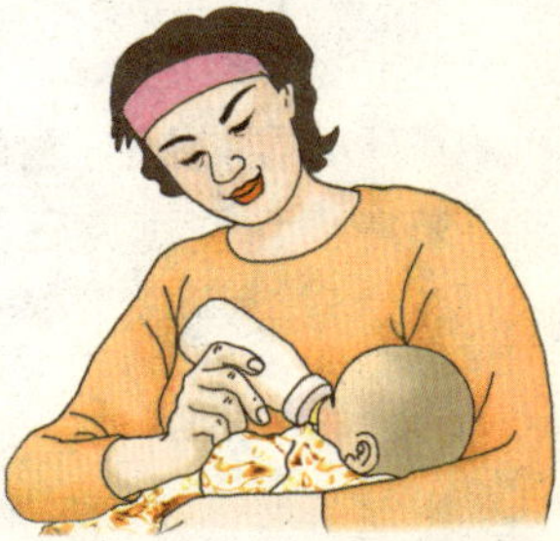

儿童不同阶段的洁齿方法

1 岁前后	婴儿时期，在孩子 1 岁前后，乳前牙刚刚长出，无法用牙刷刷牙，可在每次喂孩子吃完甜的食物后，喂些白水，冲走口中的食物残渣，也可以由母亲选择婴儿清洁牙齿指套或洁净的纱布、脱脂棉，蘸温开水轻轻地擦宝宝的牙齿和牙龈。
1 岁半	在孩子 1 岁半时，乳磨牙开始萌出，孩子就可以学习漱口，同时家长可试着用幼儿牙刷在早晨和晚上睡觉前给孩子刷牙。
2～3 岁	在孩子 2～3 岁时，逐步教孩子握牙刷的方法，并让孩子模仿家长刷牙的动作。
3 岁以后	3 岁以后，孩子的乳牙全部长出，可以试着让孩子自己学习刷牙。开始时，由于孩子手指的灵活性不够好，家长可站在孩子的身后，握住孩子持牙刷的手，手把手地教孩子刷牙。
6～7 岁	孩子手指能够灵活地书写数字后，才能够灵活地使用牙刷刷牙。

5. 刷牙、漱口

应根据孩子年龄选择不同规格的儿童保健牙刷，在用含氟牙膏刷牙时要控制牙膏的用量在0.5克左右，即1颗黄豆粒大小的牙膏，而且刷完牙后要好好地漱口，避免吞咽下过量的氟。含氟漱口水要在家长或老师的监督下漱口。

6. 保护六龄牙

儿童6岁左右长出4颗大槽牙称六龄牙，它们将伴随人的终身，不再替换。由于六龄牙萌出最早、钙化尚不完全，咬合面的窝沟点隙较多，容易发生龋坏。六龄牙如果过早缺失，可导致其他牙齿移位，使牙齿萌出排列不齐，咬合关系紊乱。所以，家长应尤为引起注意。

遗憾的是，很多家长将六龄牙误认为是乳牙，龋坏后不及时就诊和治疗，直到龋坏严重，疼痛难忍才来就医，为时已晚。

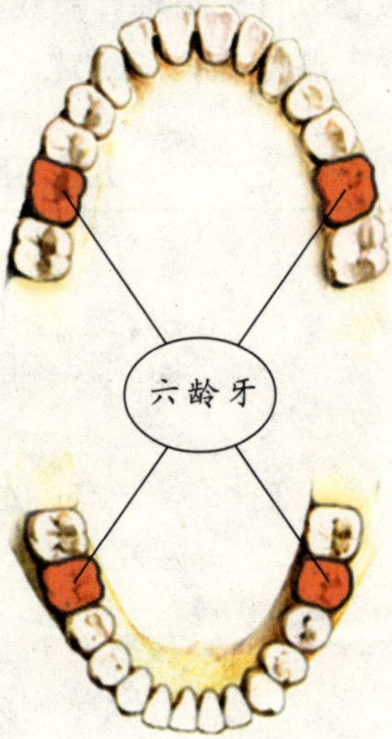

六龄牙终身不再替换

7. 适量吃零食

孩子光靠一日三餐往往不能摄取足够的营养，适量的进食零食能够加以补充。从牙齿保护上讲，每天吃零食尽量安排在吃饭前后进食；次数不要多，孩子在两餐之间感到饥饿时，可吃些水果、花生仁、煮鸡蛋、烤鱼片等。

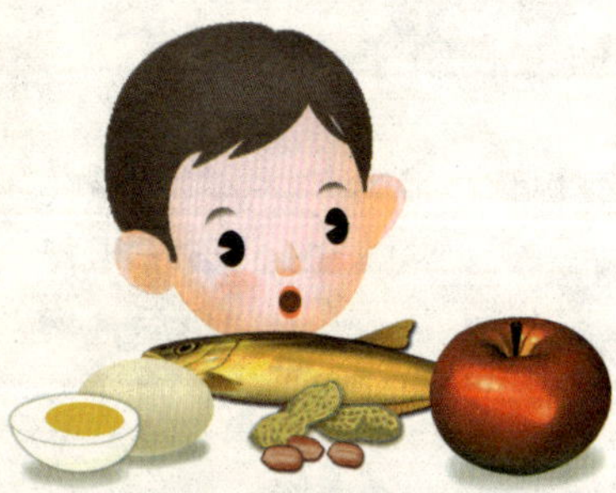

零食可选择水果、花生仁、煮鸡蛋、烤鱼片

8. 少吃糖和甜食

无论是奶糖、巧克力、甜点心还是蛋糕等，都含有大量的糖。这不仅会影响孩子吃正餐，造成偏食和挑食，还容易发生龋齿。糖会在口腔中产生酸而腐蚀牙齿，因此一定要少吃，每天最多一次，吃后立即漱口或饮水。

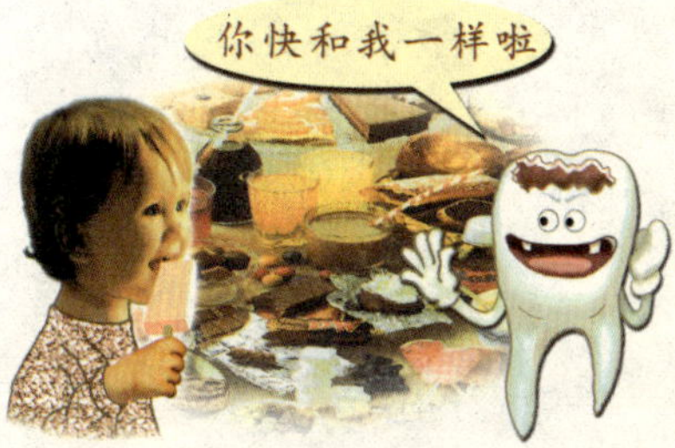

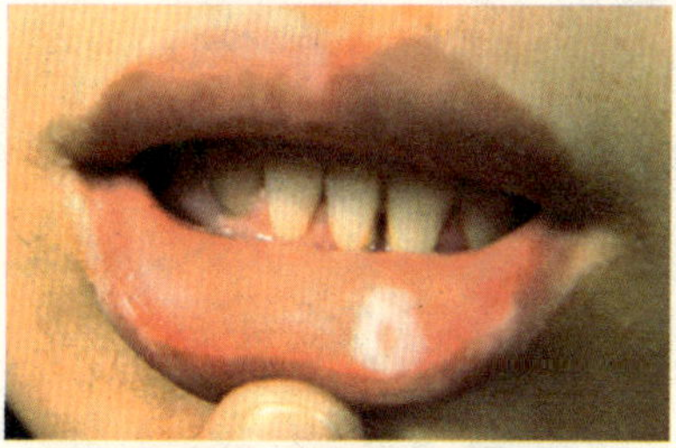

白斑多发生在衔烟的地方

9. 不吸烟

青少年正处于生长发育时期，吸烟的危害比成年人更为严重。吸烟可引起“口腔黏膜白斑”病。唇部的白斑多位于下唇，且多在唇中、外1／3交界处，正是人们习惯衔烟的地方，可以说明叼烟与白斑之间的关系密切。

牙龈炎常发生在青少年。吸烟会刺激牙龈，容易得牙周病，并且病情也较重。在严重的牙周病患者中，80%是吸烟者。吸烟虽然不是牙周病的根本原因，却是重要的诱因之一。另外吸烟者比不吸烟者平均多缺失2颗牙。从美观上讲，吸烟可使牙齿着上一层黄褐色的烟渍，影响外貌。吸烟者口中常有烟臭，影响社交与工作。

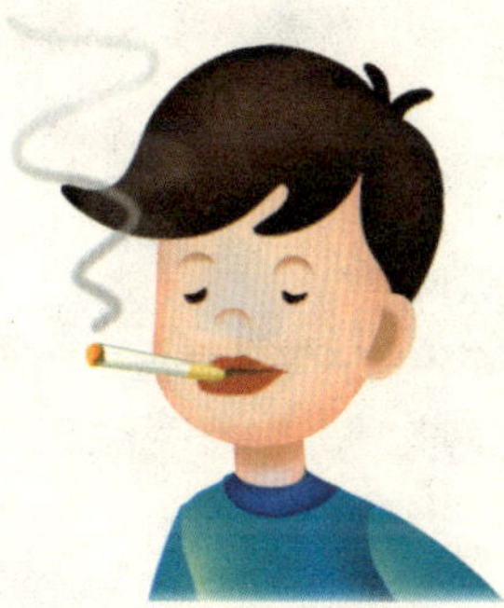

青少年吸烟的危害比成人更严重

第2节　女性口腔保健

妇女激素水平的波动除了影响妇女的生殖系统外，对口腔也有很大的影响。在不同的生理时期都会影响妇女的口腔健康。

1．青春期

青春期由于性激素水平的升高，牙龈组织对激素的反应性也增高，有些菌种大量繁殖可导致牙龈炎。在青春前期，饮食紊乱者最严重的口腔问题是自发呕吐。如果经常出现自发性呕吐，由于酸性呕吐物的反流，可造成牙釉质表面均匀的慢性腐蚀。这种腐蚀在后牙咀嚼时常常无法用力，俗称倒牙。

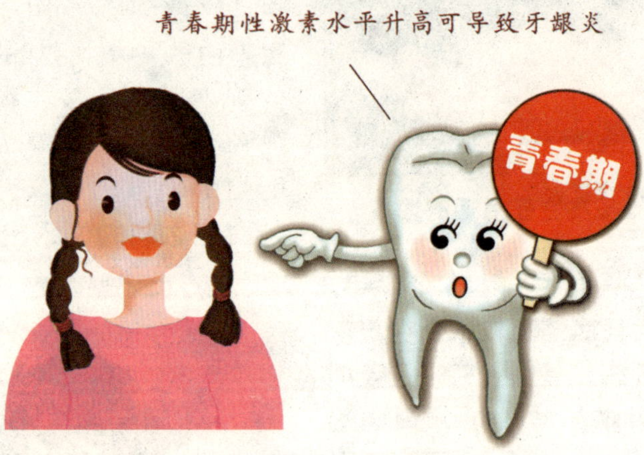

2．月经期

月经期可能伴随的口腔变化有牙龈肿胀、疱疹性唇炎、阿弗他溃疡。

一些妇女在月经开始前几天就有肿胀和咀嚼口香糖时牙龈出血，月经一开始症状就缓解。有时月经期会有唾液腺肿胀，尤其是腮腺肿胀。有一些妇女还会有和月经周期有关的、口腔内反复发生的阿弗他溃疡和疱疹。这些症状在月经期中的黄体期发生，月经过后自愈。

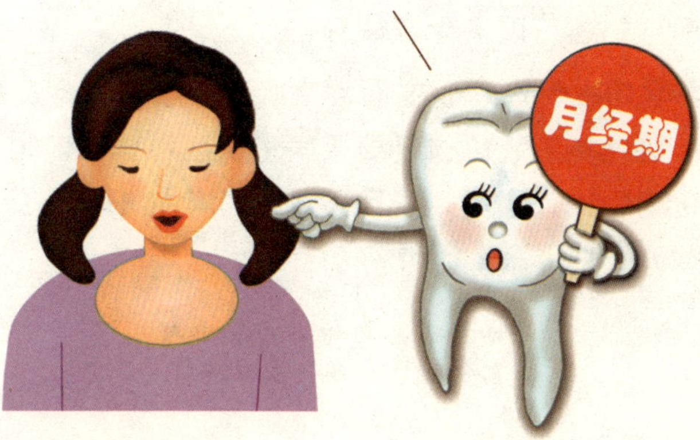

3．生殖期

成年女性在紧张时，能使血清中激素水平增高，容易降低机体的抗感染能力，因此发生牙周疾病的几率也增大。口服避孕药是合成激素，这种类激素反应由于增强了牙龈对牙菌斑的反应性，可以导致牙龈炎症。

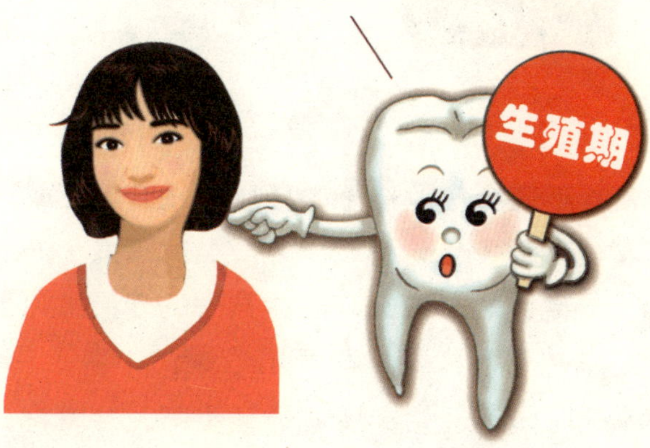

4. 怀孕期

怀孕期间妇女体内的激素水平产生很大的变化，胎盘产生大量的雌激素和黄体酮，这些激素能影响口腔组织。因此，怀孕期间经常可以出现妊娠期牙龈炎，原有的慢性龈炎会加重，个别孕妇还可以发生妊娠牙龈瘤。

许多孕妇由于口味改变而喜吃酸甜零食及其他淀粉类食品，这样很容易患龋病和牙周疾病。孕期和哺乳期妇女饮食中碳水化合物摄入增多，导致龋齿的危险性增加。

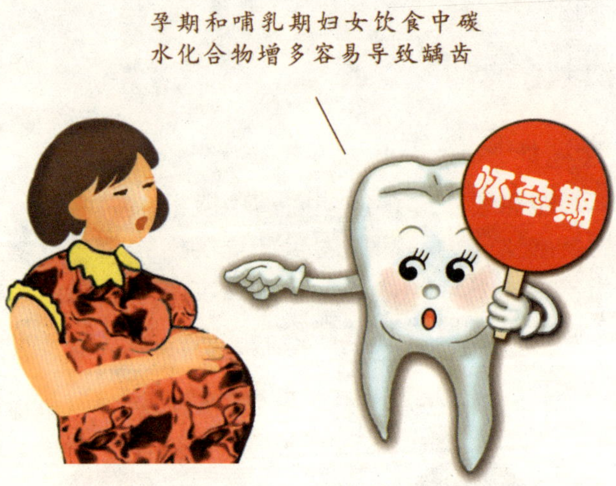

孕期营养不良会导致孩子的牙釉质发育畸形或缺陷，容易导致儿童早期龋发生。有明显牙周炎的母亲生产低体重儿的几率比牙周健康的母亲大，这些孩子的牙齿矿化更容易受到干扰，还会伴有牙齿发育和萌出迟缓。

从怀孕的第六周开始，胎儿的牙齿即开始发育，到出生

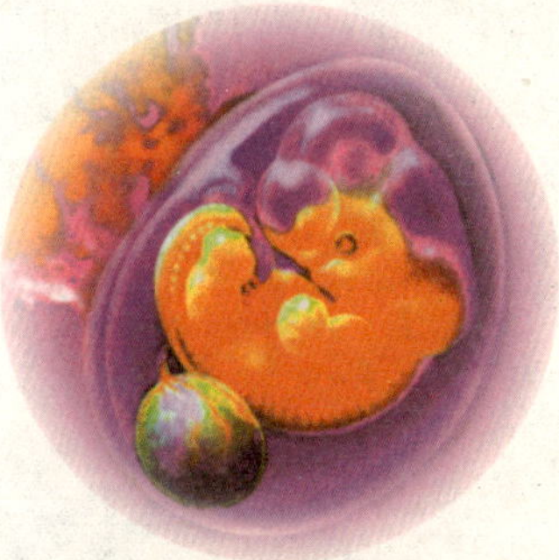

时乳牙的牙冠和恒牙胚也形成了，因此怀孕时的饮食和营养对于胎儿的牙齿有很大的影响。为此，釉质钙化期要保证钙磷的充分供应，以免影响牙齿的正常发育。

孕期妇女应保持正常、充足、平衡的饮食，米饭、水果、蔬菜、奶类、鱼类、肉类皆要均衡摄取，才能供应胎儿牙齿所需的钙质、磷质、维生素等。此外还特别要注意口腔卫生，坚持做到每天早晚认真刷牙，饭后漱口。

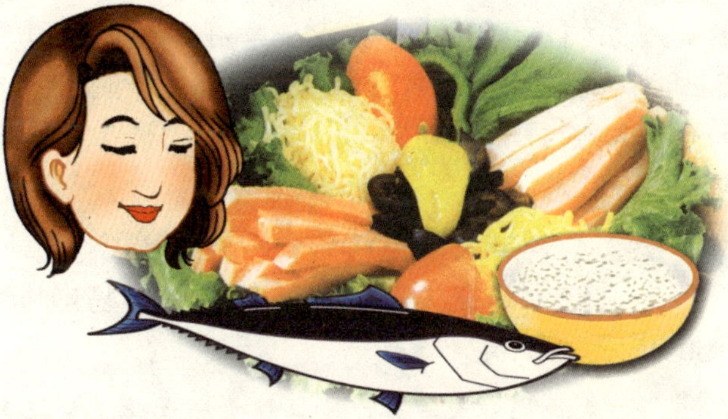

孕期妇女保持均衡饮食才能供应胎儿牙齿所需物质

孕期牙科治疗

一般来说，孕妇治疗口腔疾病最适宜的时间是在怀孕的 4～6 个月之间。在怀孕的前 3 个月接受治疗容易诱发流产，另外许多孕妇因反应而呕吐不止，不少孕妇还有紧张、焦虑的反应。如果必须在这段时间治牙，牙科医生应尽量减轻孕妇所承受的身体与精神上的压力，避免因刺激造成孕妇呕吐甚至诱发流产。

在怀孕的最后 3 个月，挺着大肚子的孕妇在牙科椅上接受治疗可能会感到不舒服，特别是有早产史的孕妇，最好避免在最后几个月进行牙科治疗以免诱发早产。因此，孕妇看牙的时间最好在怀孕中期的 3 个月。

孕妇看牙时间以怀孕中期的 3 个月为宜

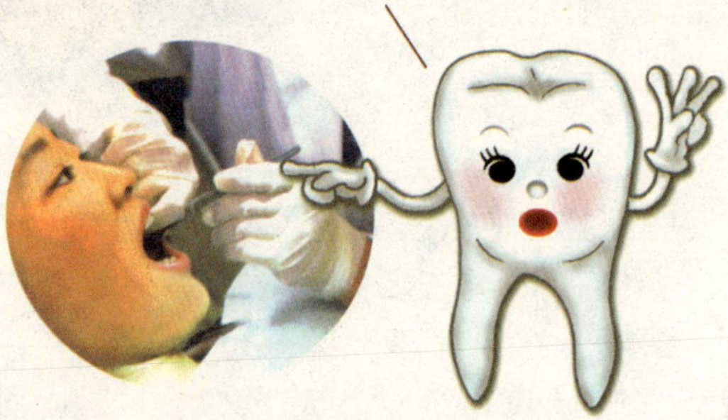

5. **更年期**

很多更年期妇女由于性激素水平变化，常常产生严重的口腔干燥，口腔感觉异常（疼痛感或烧灼感）和味觉改变，医学上称为更年期龈口炎，临床症状有牙龈干燥发亮，容易出血，唾液流量减少。

骨质疏松症是老年人常见疾病，女性尤为多见。全身骨质疏松导致的大量骨质丧失，可以使牙齿更容易产生快速的牙槽骨吸收和慢性牙周炎。

更年期妇女常有严重口腔干燥或唾液量减少

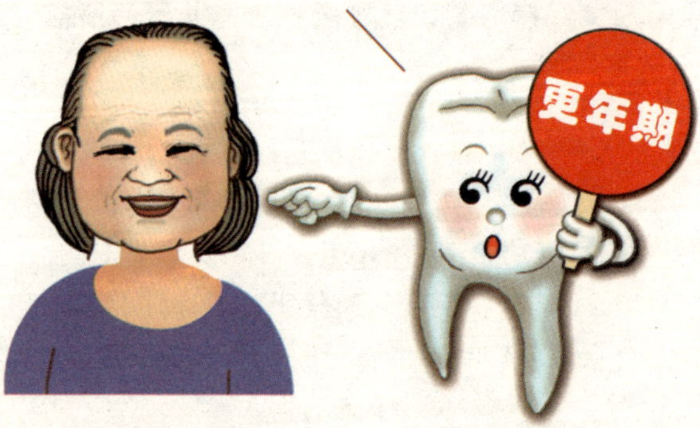

第 3 节 中老年人口腔保健

1. 老人牙齿脱落

我国目前约有 80% 的中老年人患有牙周疾病，许多老年人牙齿不全甚至全口牙齿脱落。

◎掉牙原因

老年人掉牙的主要原因是牙周病和龋齿。牙周病导致牙齿周围组织的慢性病变，引起牙周支持组织的破坏，最终造成牙齿的松动和脱落。如果在青年期和中年期患上了牙周病，又没有认真治疗，到了老年，牙齿自然就会松动脱落。另外，如果龋齿得不到及时治疗，最后也必将拔除造成老年缺牙现象。

所以说，老年人的牙齿松动脱落并不是一种正常的生理现象，只要注意口腔卫生保健，及时认真治疗口腔疾病，到了老年仍然会有一口健康的牙齿。

◎预防方法

(1)老年人膳食应注意营养均衡，少吃硬的、较坚韧的食品，防止过度使用牙齿，加速牙齿的磨耗、松动脱落。

(2)经常进行叩齿锻炼，做时可采取端坐位，神思平稳、上下唇微闭合，而将上下牙反复地分开合上，相互叩击出声。每日早、中、晚各做 1 次，每次叩齿 100 下，叩齿力量以不致引起疼痛不适为度。

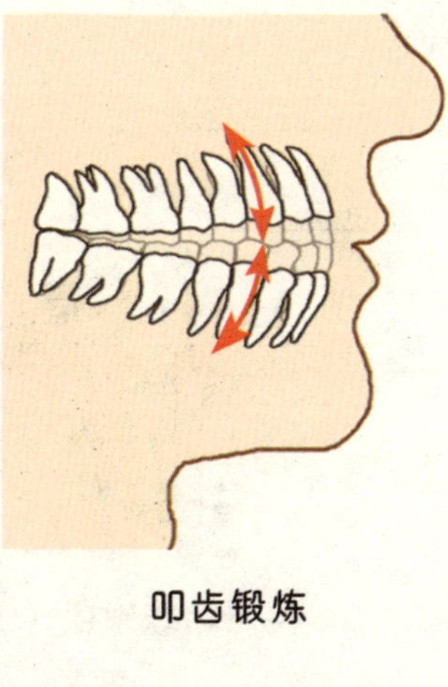

叩齿锻炼

如果患有牙周病，某些牙或全口牙已开始松动了，就不可以做叩齿保健运动了。

有条件者最好定期作口腔检查，每3个月1次，每年至少应检查1次，发现问题，及时处理。

专家提示

2．牙齿敏感症（倒牙）

很多中老年人吃酸、冷食物就会“倒牙”，咬东西时牙齿酸软无力、疼痛，这在医学上称为“牙齿敏感症”。那么，这种“倒牙”现象是怎么发生的呢？

◎牙本质暴露 当人步入中老年后，牙釉质层逐渐被磨耗掉了，里面的牙本质层开始暴露在外。由于牙齿最内层的牙髓中的神经末梢分布在牙本质中，所以遇到酸、冷刺激因素，神经就会产生酸痛的感觉。

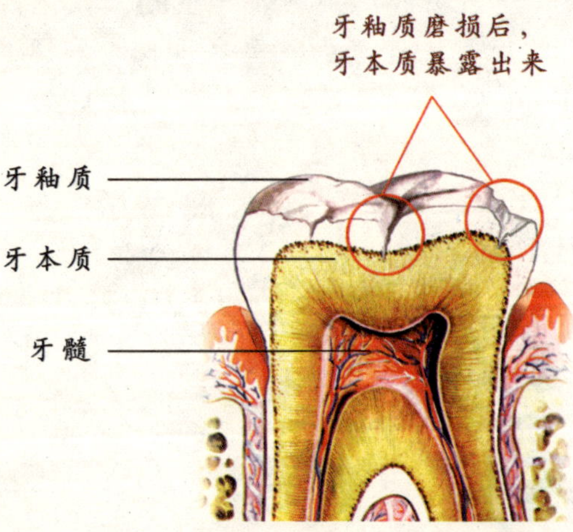

牙齿敏感症（倒牙）的原因

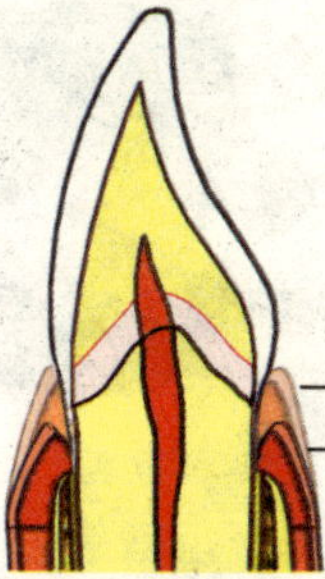

牙龈萎缩

◎牙龈萎缩 中老年人因自然年龄因素或因牙周病，造成牙龈萎缩，牙齿颈部和根部外露，这些部位都是牙骨质层覆盖的地方，离神经近，容易受到刺激造成疼痛，容易引起根面龋。

◎楔状缺损 有些人习惯用横刷的拉锯式方法刷牙，时间久了会在牙颈部刷出一道“V”形沟，称为“楔状缺损”。由于楔状缺损的底部靠近牙髓神经，所以酸、冷都会对神经造成刺激。

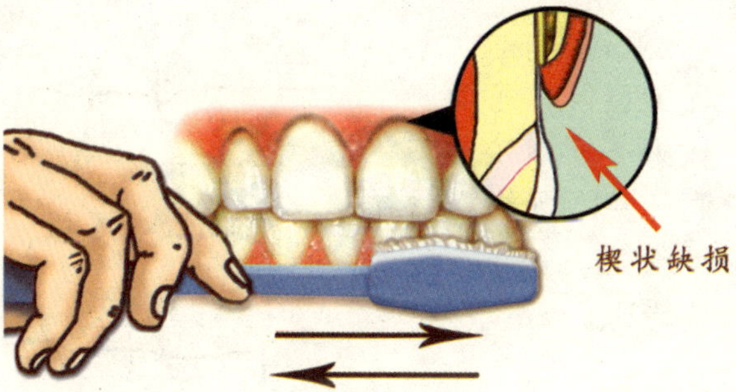

拉锯式刷牙方法会在牙颈部刷出一道“V”形沟

◎防治方法

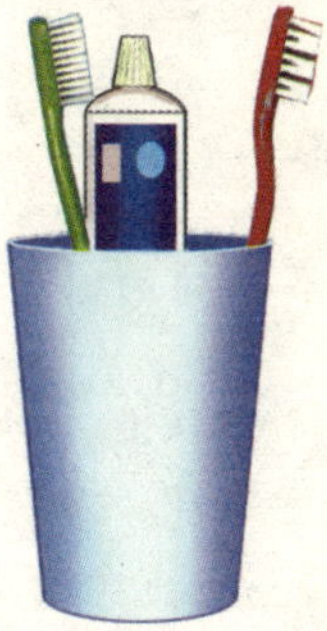

⑴患有牙敏感症的中老年人如果是因楔状缺损造成的，要及时补牙。如果是因为磨耗造成的，则应进行脱敏治疗。在牙敏感区涂些含氟糊剂。

⑵刷牙时应选用牙刷毛比较软、刷头较小的保健牙刷，采用正确的刷牙方法，以免造成新的楔状缺损。

⑶选用抗敏感药物牙膏以及含氟牙膏也可对牙齿敏感症和根面龋的发生起到一定的预防作用。

⑷食物疗法也能起到一些作用，如咀嚼茶叶、生核桃仁，在牙敏感区涂些大蒜等。

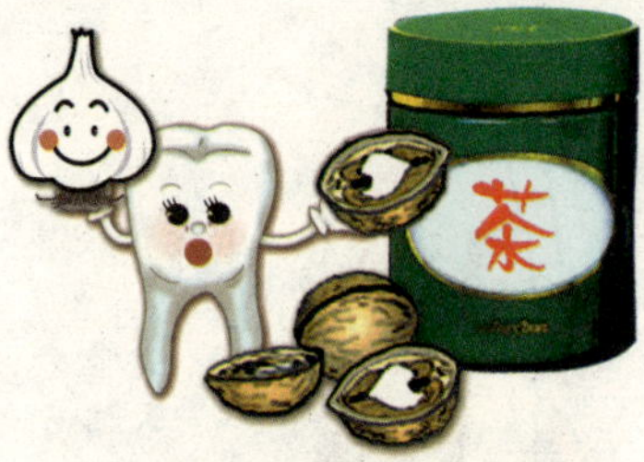

大蒜可减弱牙齿敏感

3．食物嵌塞（塞牙）

“塞牙缝”的专业名称叫食物嵌塞。人过中年，牙齿已经发生明显磨耗，吃饭“塞牙缝”的现象越来越多了，往往在饭后要用牙签剔牙，这是怎么回事呢？

◎牙尖锐利　有些锐利的牙尖会像楔子一样，在上下牙对咬时在它们相对的牙之间挤开一条缝，并将食物填塞进去。

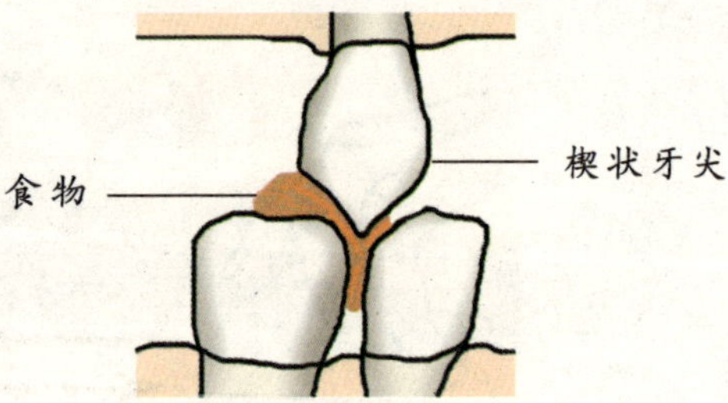

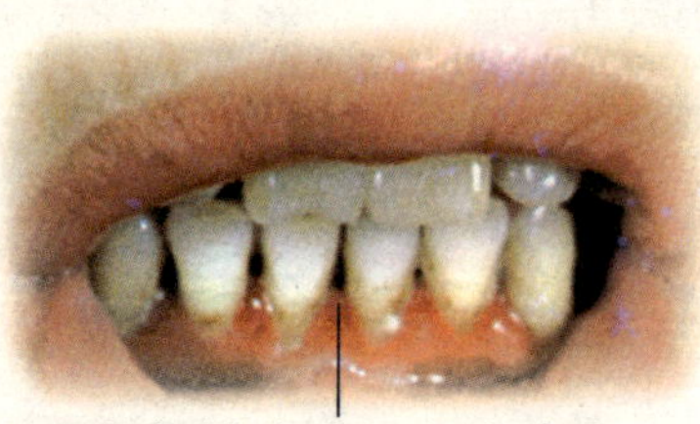

相邻间隙的龈乳头萎缩

◎牙龈退缩　老年人由于牙周疾病导致牙龈退缩，原先填满两牙相邻间隙的龈乳头萎缩后留下一个空间，食物就可能在咀嚼过程中嵌塞进去。

◎其他　如果存在牙列拥挤或稀疏，缺牙以后未及时镶牙会导致邻牙倾斜、牙周病患牙松动，邻面龋洞充填时未能恢复好接触区等情况时，嵌塞现象就会更频繁地发生。

防治方法

⑴通过牙科医生磨除过锐的牙尖。

⑵重新充填龋洞和修复邻面接触等方法减少嵌塞。

⑶剔牙时用木质牙签顺牙缝缓慢滑动，不要过猛过快，以免对龈乳头形成机械损伤而使其进一步退缩。

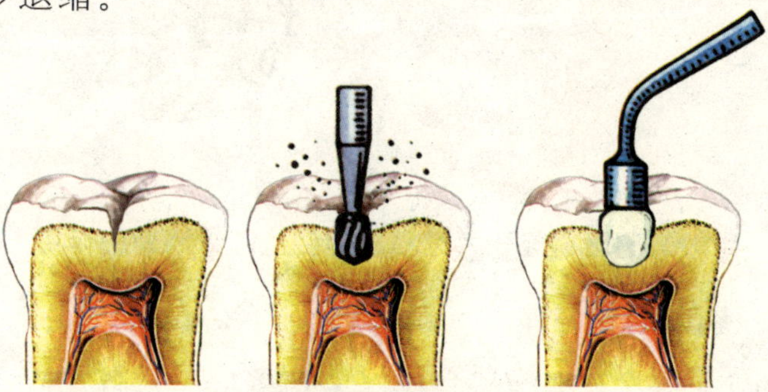

填充龋洞可减少嵌塞

4．刮舌苔的弊与利

在人的舌头上长有许许多多极小的舌乳头，舌乳头中又有可以辨别各种味道的味蕾。有了这些味蕾，人才能分辨出甜、酸、苦、辣等各种不同的味道。

舌苔是舌乳头代谢过程中脱落的角化上皮，舌苔是混杂食物残渣、唾液等形成的。舌苔会随着人的说话、吞咽等不断地脱落更新。

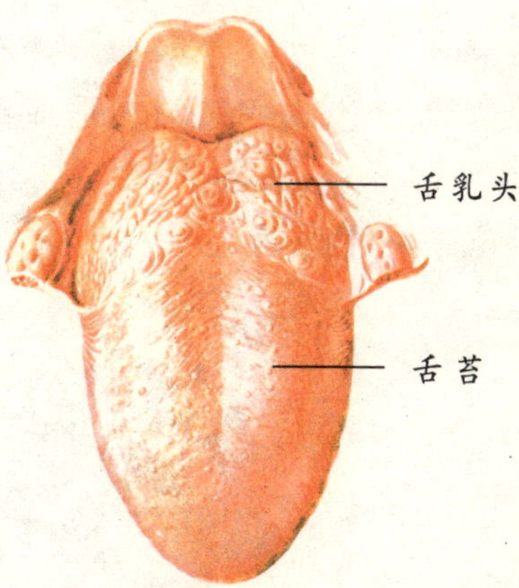

舌乳头与舌苔

有些老年人在刷完牙后，喜欢用“舌刮子”刮舌苔，认为这样可以使口腔更清新，其实这种习惯并不好。如果经常用舌刮子刮舌苔，很容易刮伤舌乳头，刺激味蕾，造成舌背部发木，味觉减弱的现象，所以最好不要刮舌苔。

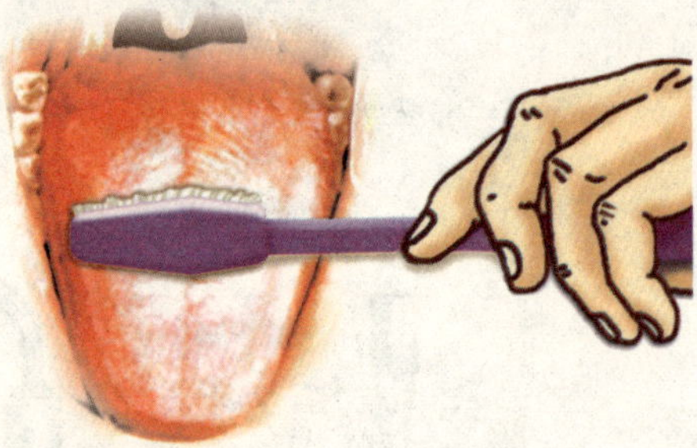

用较软的牙刷轻刷舌苔可以起到使呼吸清新的作用

5. 剔牙的利与弊

剔牙要选择合适的牙签，一般木质牙签较好，硬质、光滑无毛刺、尖端略细、横断面扁圆形或三角形为佳。

牙签是一些人的必备品，但如果使用不当就会造成牙龈炎、牙龈萎缩、牙间隙增大而导致牙周疾病。

有人塞牙后急于剔除，随便操起什么就剔，如小刀、火柴棍、大头钉、发夹等，这不仅对牙齿和牙周组织有害，还会加大牙齿间的缝隙，造成更加严重的塞牙。

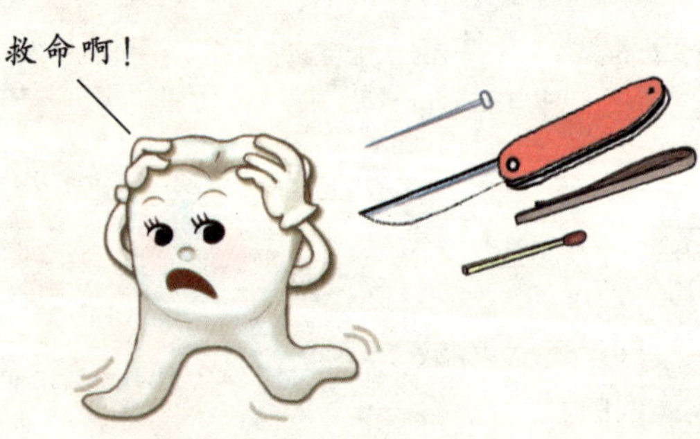

不正规的剔牙工具会造成更严重的塞牙

第 11 章　科学的口腔保健方法

第 1 节　正确选择牙刷

牙刷的种类有手动牙刷、牙间刷和电动牙刷，还有一种指套牙刷，专为婴幼儿刷牙用。

1. 手动牙刷（保健牙刷）

手动牙刷就是我们平常用的普通牙刷，又称为保健牙刷。主要特点是刷头小、刷毛软，刷毛的末端经过磨圆处理，刷柄便于掌握，不易滑脱。

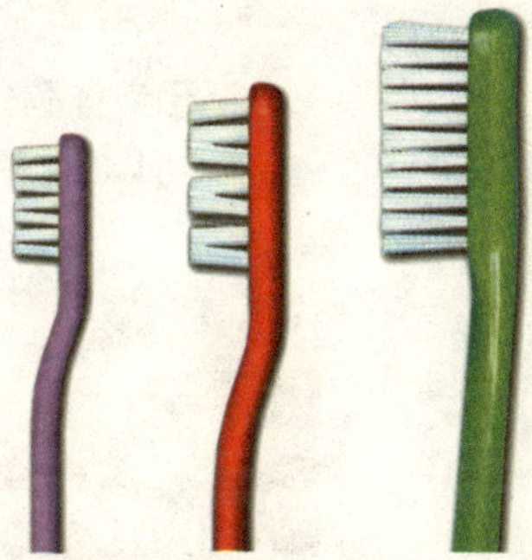
不同规格的保健牙刷

手动牙刷根据年龄的不同，大致分为幼儿、儿童与成人三种。它们主要区别在于刷头的大小、刷毛的多少、刷毛的粗细以及刷柄的长短。

为了增强清洁牙面去除牙菌斑的效果，牙刷的刷毛排列形式有平面型、波浪型、半球型和中凹型等不同的排列形式。

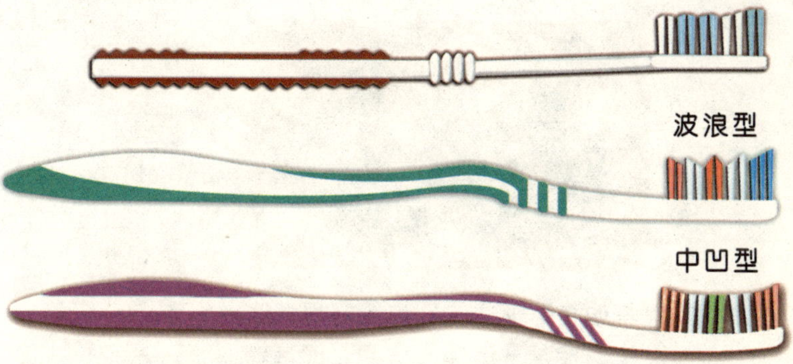

刷毛还有软硬之分，取决于个人嗜好。易患牙龈炎的人，最好选用软毛牙刷。

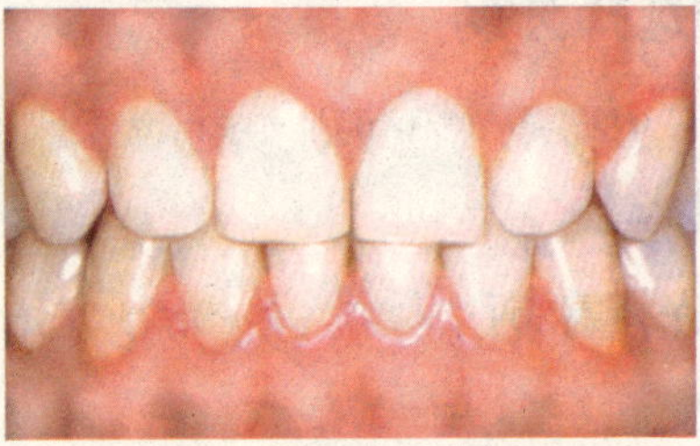
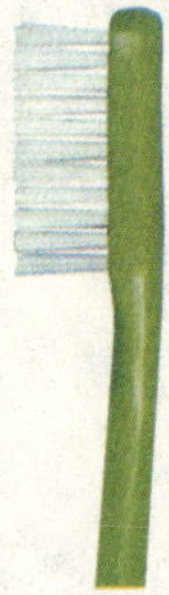

牙齿排列较整齐的人，
可以选择平面型牙刷

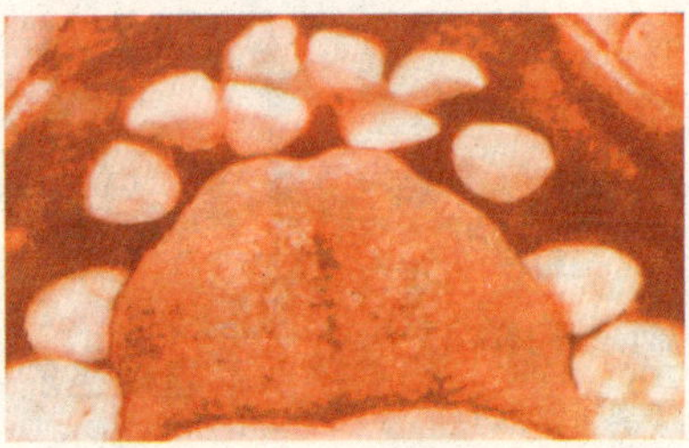
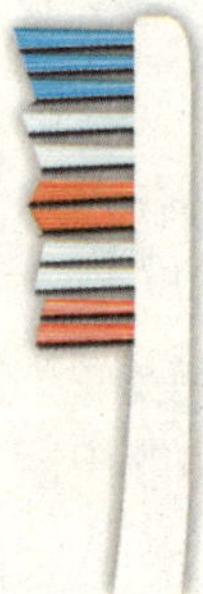

牙齿排列不整齐的人，可选择
波浪型牙刷，有利于清洁牙缝

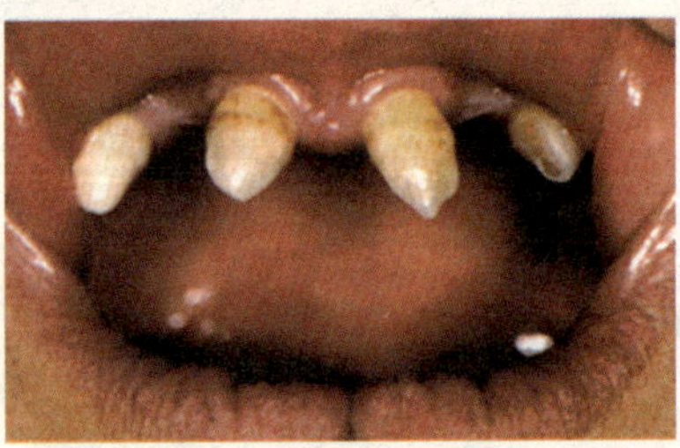
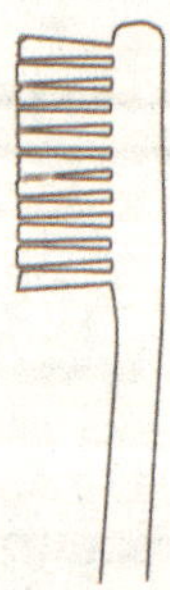

其他特殊形式的牙齿最好根据医
生的推荐来选择适合自己的牙刷

2．牙间刷

牙间刷通常为单束刷毛，形似毛笔样或类似瓶刷，主要用于清除牙缝里的牙菌斑和食物残渣以及其他牙刷难以达到的部位。

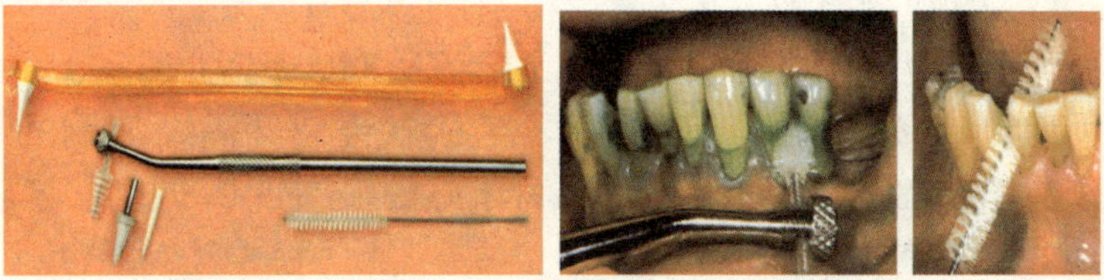

牙间刷主要用于其他牙刷难以达到的部位

3．电动牙刷

电动牙刷也有不少种类。根据刷毛转动的方向不同可分为振动、旋转或反转。这类牙刷对控制牙龈炎的效果比手动牙刷好。电动牙刷一般主要用于手指活动不灵巧的人们。

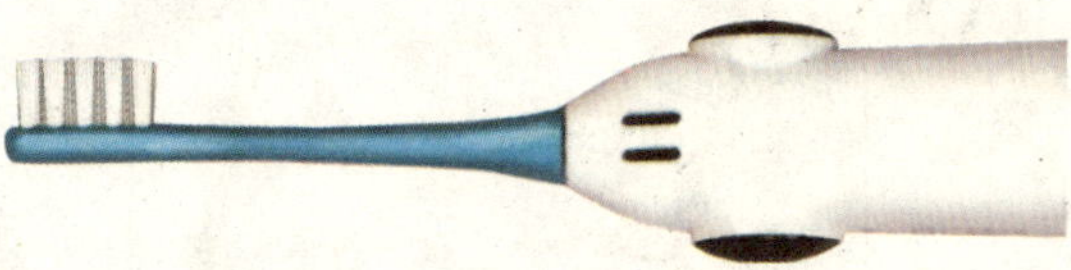

电动牙刷控制牙龈炎效果好

4．牙刷更换

牙刷使用一段时间毛就会弯曲，弯曲的牙刷毛不仅不容易刷净牙缝中的食物残渣，还会擦伤牙龈。所以，当牙刷毛弯曲了就应该马上换新牙刷。另外使用时间过长的牙刷头内容易存留细菌。所以一般建议每 3 个月更换一次牙刷。

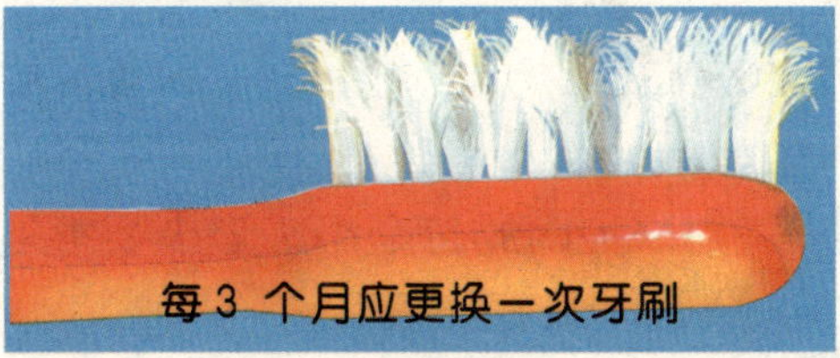

每 3 个月应更换一次牙刷

第 2 节　正确的刷牙方法

刷牙的基本原则是清洁牙齿，不损伤牙体和牙周组织（牙肉）。怎样才是正确的刷牙呢？

1．掌握适当力度

牙刷用力大小要适度，去除牙菌斑时，用力要适当，如用力太大，刷毛弯曲形成曲面，毛刷就会离开需要清刷的牙面，起不到清洁的作用。各种刷牙方法没有明显差别。不论哪种方法，都应避免用力过大。

2．刷牙的顺序

◎分区刷　分区按先上后下、先左后右、先外后里顺序。

◎各面刷　唇颊面（外面）、腭舌面（里面）、咬合面都要刷。

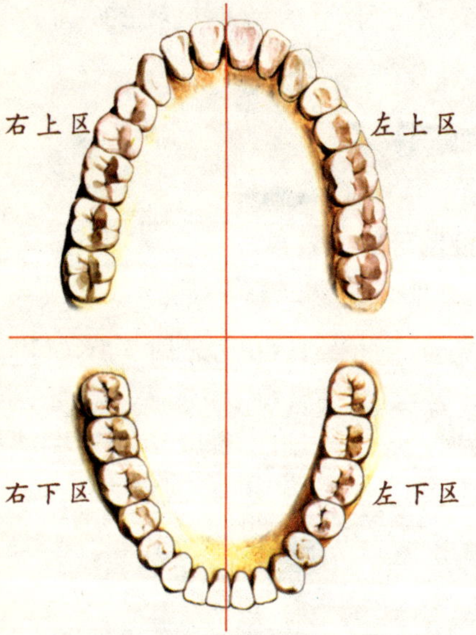

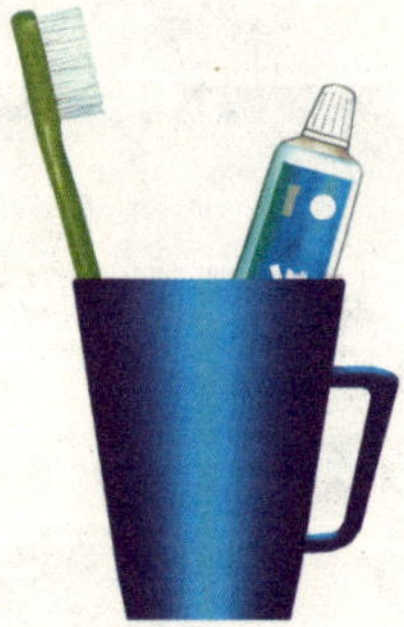

刷牙后用清水将牙刷冲净甩干，刷头向上放入杯中晾干，防止细菌在刷毛上繁殖

◎反复刷　是指口腔内的每个小区至少要重复刷 5～8 次。每次刷牙至少 1 分钟，最好能刷 2～3 分钟。

刷牙的方法有很多种，但并不都推荐。最常推荐的方法有两种。

3．水平颤动法

这种方法对控制牙龈炎与牙周感染很重要，能有助于去除龈缘附近和龈沟内的牙菌斑，特别是牙缝、牙颈与已暴露的牙根面部位。这种方法适合所有的人以及动过牙周手术的病人。

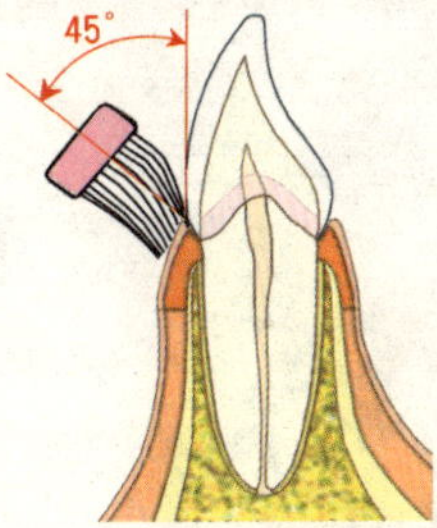

刷牙齿外面时，将牙刷头置于牙面上，与牙齿呈45°角，刷毛头指向牙龈，轻轻颤动后转动牙刷

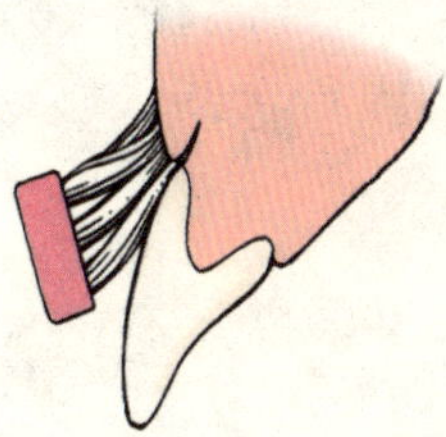

上牙从上往下刷，下牙从下往上刷，各部位重复8～10次

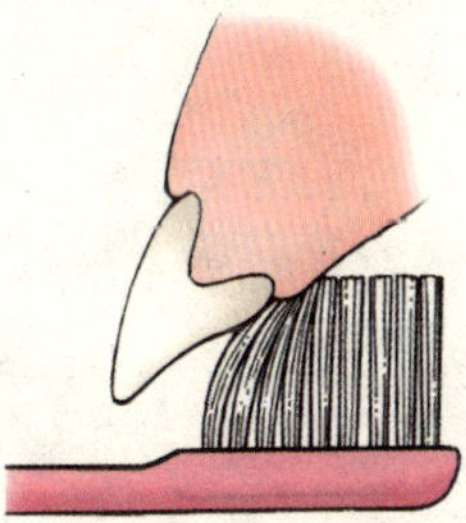

刷上前牙外面和下前牙内面时，将牙刷头竖着刷

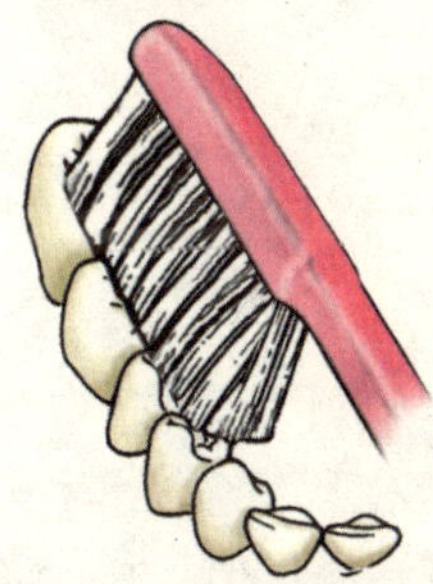

最后将牙刷置于牙齿的咬合面上以水平方向刷

4．圆弧刷牙法

圆弧法操作比较简单，对于儿童，我们提倡画着圆圈刷，这样一方面儿童容易学会，另一方面可以控制儿童刷牙所用的力量。

⑴应选用软毛、细丝牙刷。

⑵在前牙上下接触的情况下，牙刷进入口腔，放在腮帮子里面，轻轻接触上颌最后磨牙的牙龈部位，用较快较宽的圆弧动作，很轻的压力从上颌牙龈刷到下颌牙龈。

⑶牙刷放在嘴唇内，贴着前牙牙面做连续的圆弧动作，内侧牙面做前后往返动作。

⑷刷牙齿外侧面时，牙齿呈前牙上下相对的咬合状态。

⑸刷牙齿内侧面时，上下牙齿需要分别清洁，张嘴后从后向前进行转圈式移动牙刷头，清洁牙齿内侧面。

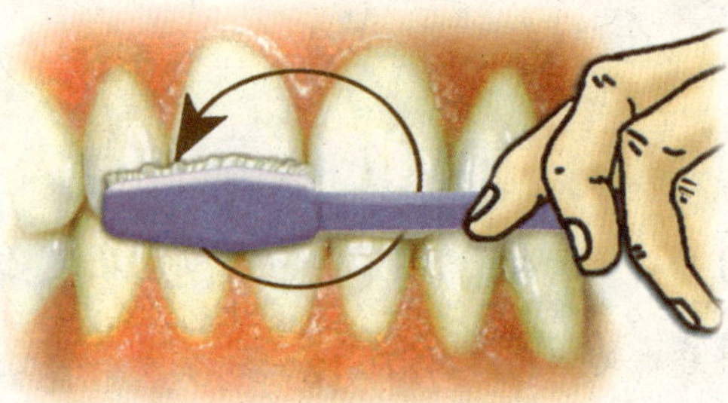

圆弧刷牙法

5．横刷法的危害

有些人刷牙像拉锯似的横着刷。这种刷牙方法有害无益，横刷能对牙齿周围的软组织造成损伤，尤其是牙龈，会有牙龈出血和疼痛。而且长期采用横刷法，还可使牙龈退缩，牙根暴露，日久天长会在牙根处“锯”出一道深沟，当遇到冷、热、酸、甜食物时会出现牙齿敏感等症状。

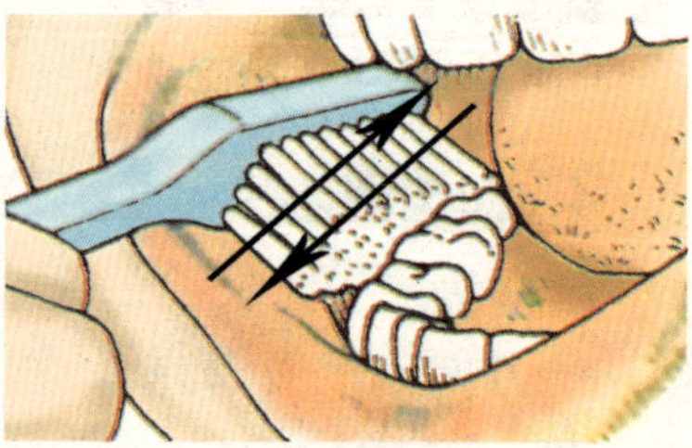

有这种楔状缺损的人，轻者牙齿酸痛，重者会造成牙髓炎，疼痛难忍。

第3节　牙膏的选择

选择牙膏时，牙膏的口味如何是次要的，而根据自己的口腔健康状况选用合适的牙膏才是主要的。牙膏可大致分成三大类。

不同牙膏作用的比较

普通牙膏	普通牙膏不含任何功效成分，只有一般牙膏的基本作用，如增强牙刷清除牙菌斑的效果，减轻口腔异味，使口气清新、爽口。
药物牙膏	**抑菌作用** 可以增进牙周健康。药物牙膏中加有抑制细菌的药物，其中，中草药牙膏是我国特有的一类牙膏，它有抑菌作用，可减少牙菌斑和牙龈炎的发生，对预防牙周病有一定的作用。 **脱敏作用** 脱敏牙膏也有叫防酸牙膏的，这类牙膏含氯化锶和硝酸钾，有降低牙齿过敏与缓解疼痛的作用，对于冷、酸刺激敏感的牙齿有一定效果。 **多功效作用** 这类牙膏含有一种广谱抗生素，又称玉洁纯和其他一些成分，还有氟化物，具有控制牙菌斑、牙龈炎、牙石和防龋的功效。
含氟牙膏	在牙膏中加入氟化钠等对龋齿有预防作用。含氟牙膏可以含不同的氟化物，但都有预防龋齿的功效，除了3 岁以下儿童不推荐应用外，其余年龄都可以选用。特别是3 岁以上的儿童容易得龋齿应尽量使用含氟牙膏，老年人容易得牙根面龋，也应常用。

牙膏用量要适当。刷牙前，牙膏要挤于牙刷毛间隙中，每次挤入黄豆粒大小就够了，不要像有的广告里演示的那样，挤满整个牙刷毛端。

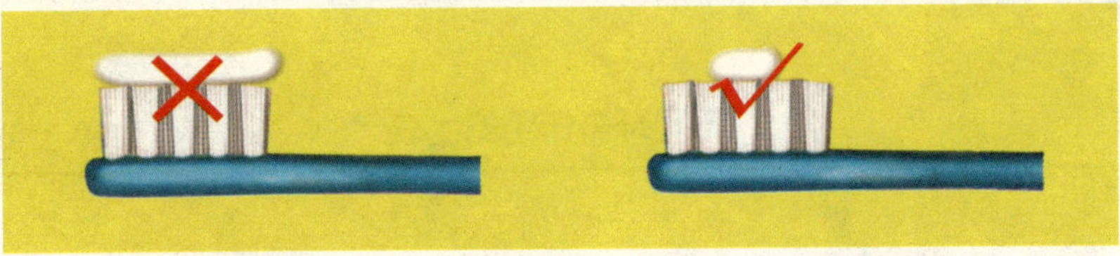

牙膏的用量

第4节　正确漱口

漱口好像人人都会，其实未必都能到位。漱口要有一定的讲究，才能起到应有的作用。

1. 漱口水

⑴含有芳香剂的漱口水可去除口臭。

⑵含氟的漱口水可预防龋齿。

⑶含杀菌或抑菌剂的漱口水对牙周病有一定作用，适合易得牙龈炎的人选用。

2. 漱口步骤

⑴先在口里含一小口水或漱口液，然后闭上嘴，上下牙稍分开，稍用力使水通过牙缝，鼓腮，利用唇、颊、舌的力量，使水在牙齿缝内外和牙间流动，交替数次。

⑵再把口腔分成前、右、左3个部分，先漱前部，再分别漱右侧和左侧，最后吐出。

漱口水的作用虽然与牙膏相似，但其作用不及刷牙，因此用漱口液漱口无法代替刷牙的效果。

无论是牙膏还是漱口水，使用时都不要吞咽，如果经常吞咽，可能会引起不良反应，儿童尤其要小心，切勿误吞。

药物牙膏和漱口水只能起辅助作用，没有治疗作用。得了龋齿和牙周病后，要到医院或牙科诊所找牙科医生诊治，仅靠药物牙膏和漱口水是不行的。

第5节 牙 线

大多数人刷牙后还总是有部分的牙面刷不彻底，尤其是那些牙齿里出外进、拥挤重叠、排列不齐的牙齿，一般的刷牙很难将这些牙齿各牙面刷干净。而正确掌握牙线的使用方法，就会弥补这个不足。

牙线也是一种很有用的洁牙工具。牙线多用尼龙、涤纶或丝线制成，大多是扁形的。牙线不宜太粗或太细，一般涂有蜡，有些还涂有芳香剂和氟化物。还有牙线夹可以选用。

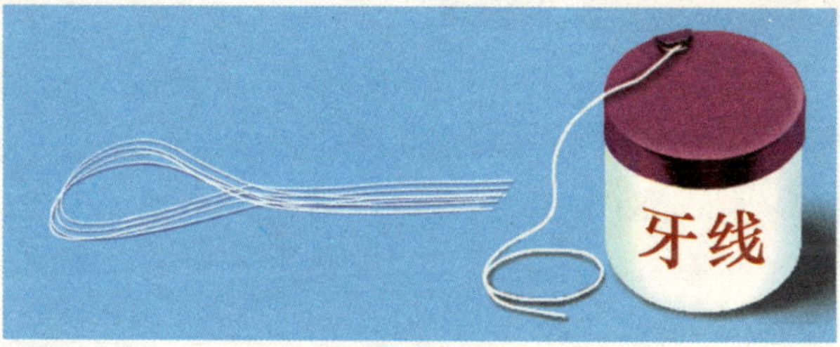

牙 线

用牙线清除牙缝里的牙菌斑效果较好。可剔除牙刷不易刷到的牙缝中的食物残屑和软垢。作为刷牙的一种辅助，特别适合于有牙周病的人选用。

1. 牙线使用方法

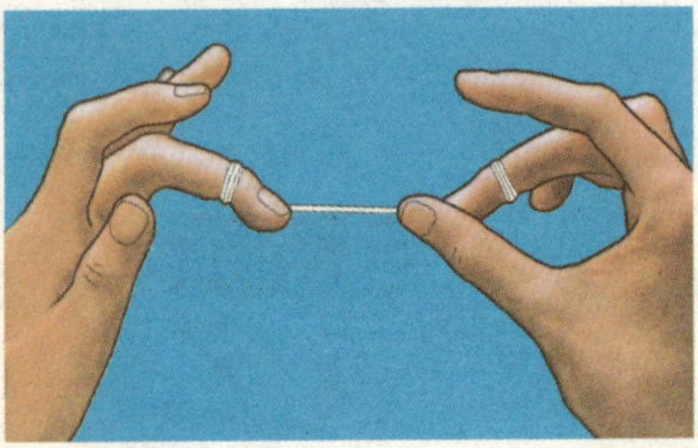

(1)抽出一段牙线约长30厘米，将线两端缠在左右手中指上。用食指与另一只手的拇指紧握绷紧牙线，两指间的距离约5厘米。

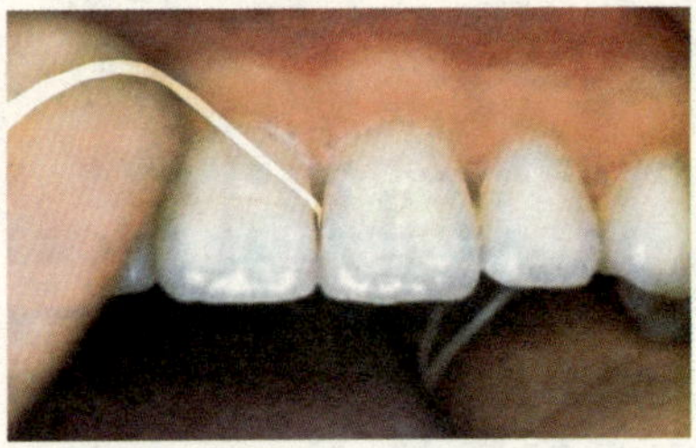

(2)将线插入两牙之间，将牙线轻轻通过两牙之间接触点，使牙线紧贴在牙面上，上下内外牵动牙线，每个牙面上下剔刮4～6次，直至牙面清洁为止。

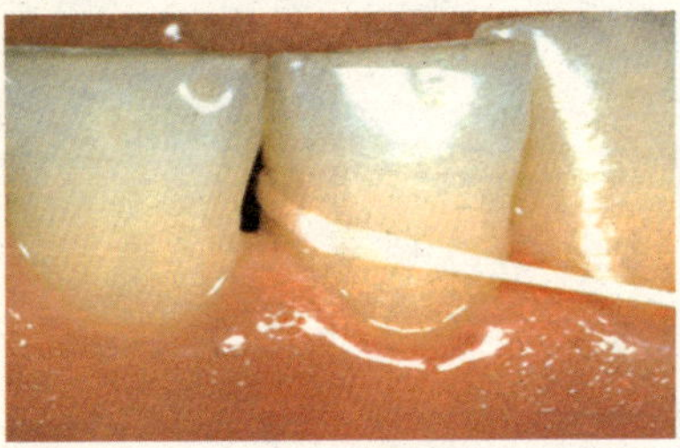

(3)切勿用力过大，运动方向为从牙颈部到牙齿间邻接处，以免损伤牙龈。要用不同节段的牙线进入不同的牙缝内，保持始终以清洁的牙线去除邻面菌斑。

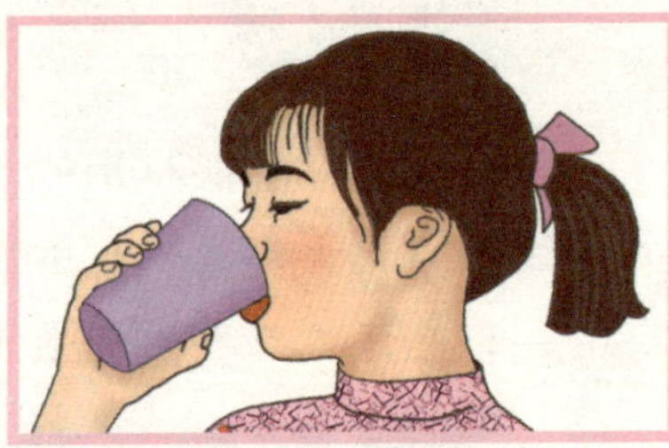

(4)最后以拉锯样动作取出牙线，用清水漱口，去除遗留下来的菌斑和食物残渣。

第6节 牙 签

牙签除剔除塞入牙间的食物，还有清除牙菌斑、软垢的作用，特别是邻面的牙菌斑。正确地使用牙签，可作为每天刷牙的补充，有利于牙齿保健。

1. 牙签的种类

牙签应选用较细、质地较柔韧的扁平或楔状木质牙签，现在市场上的牙签种类逐渐增多，以木质和塑料为主。

木质牙签质地松软，有一定的韧性，不易损伤牙龈。

塑料牙签有毛刺，易于去除嵌塞食物和牙菌斑。

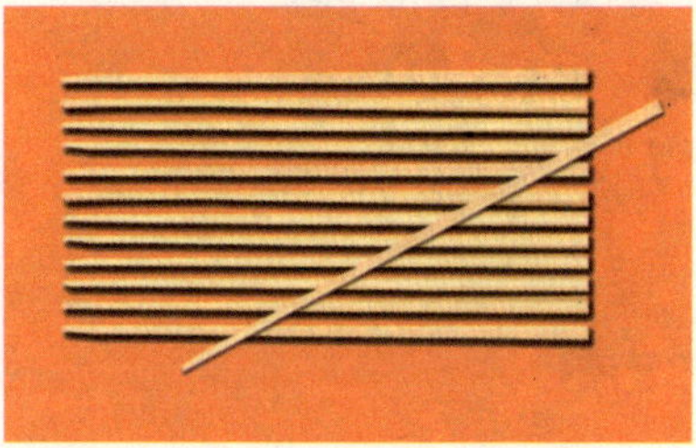

质地较柔韧的木质牙签

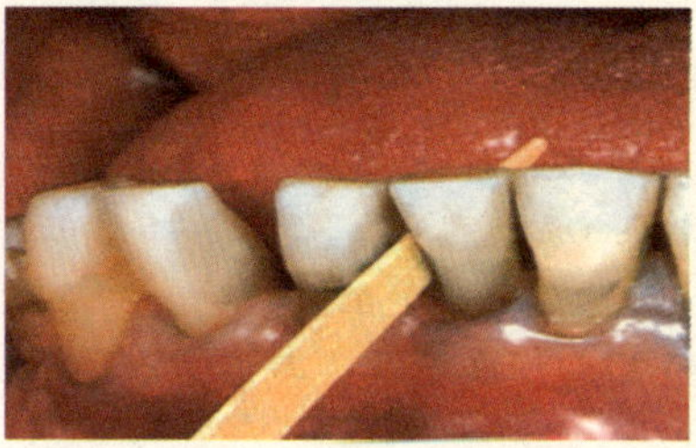

不可将牙签用力压入牙间乳头区

2. 正确使用牙签

(1)对于牙龈健康或比较健康的人，如果在进食后发生了食物嵌塞现象，建议首选用刷牙或者牙线这些相对比较安全的方式解决。

(2)在牙龈健康的情况下，牙签只限于用在牙龈沟即牙齿和牙龈之间的浅沟内。

(3)切不可将牙签用力压入牙间乳头区，如果经常这样使用，就可能会使本来没有间隙的牙齿间形成缝隙，食物更容易嵌塞。

(4)不建议儿童和青年人用牙签剔牙。

第 7 节　氟化物

氟是人必需的一种微量营养元素，氟素在自然界普遍存在，在人的骨骼与牙齿中都不可缺少。

20 世纪有两大发现，首先是发现饮水氟浓度高，引起氟斑牙流行，在我国高氟区相当多。除了氟素可以引起氟斑牙流行之外，还可引起更严重的氟骨症流行，严重的可以造成骨性残疾，使人失去生产能力和生活自理能力。

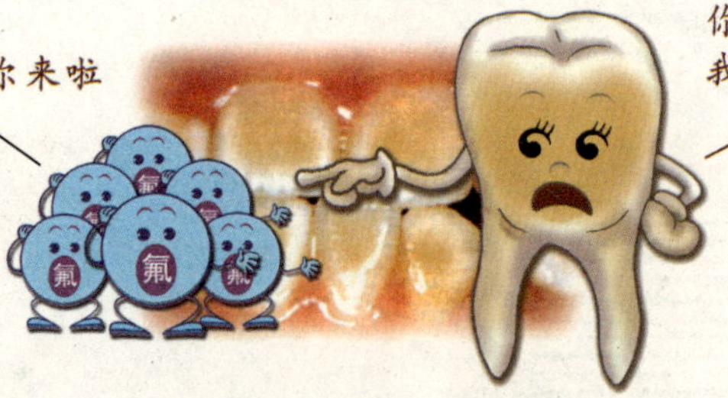

氟浓度高引起氟斑牙流行

其后又发现饮水氟浓度过低，人体氟摄入量不足，又容易引起龋病流行。龋病与氟斑牙二者相比较，就其普遍性，引起长期痛苦折磨，以及经济负担而言，远大于氟斑牙。所以，我国专家早已提出“兴氟利，除氟害”的策略。

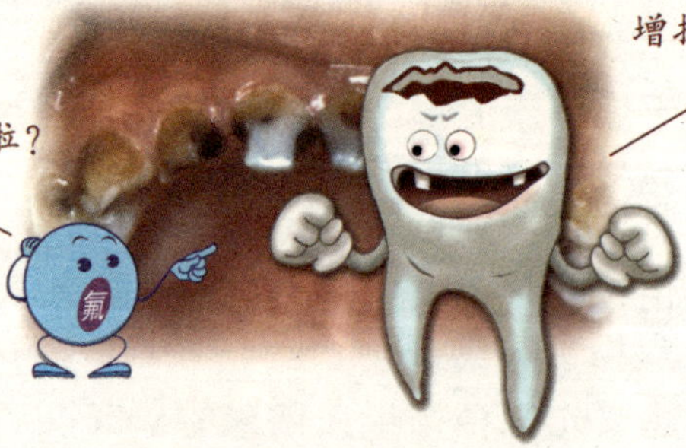

氟浓度过低引起龋病流行

如果每升水中氟浓度不超过1毫克，那么，氟斑牙和龋齿都处于最低水平。这个科学证据说明，氟具有利与害的双刃剑作用，关键在于进入人体量的多少。

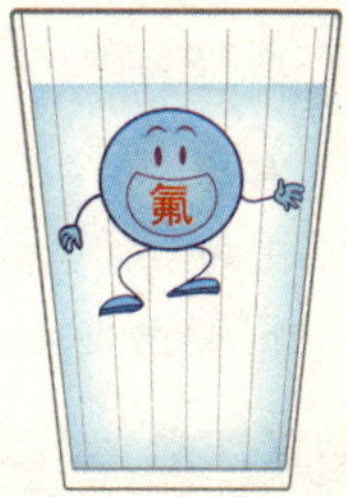

每升水中氟浓度不超过1毫克时氟斑牙和龋齿都处于最低水平

世界卫生组织（WHO）等许多国际权威机构推荐氟化物防龋技术，使其在世界范围内得以广泛应用，使龋病出现了大幅度下降，成为人类公共卫生史上四大革命事件之一。

1. 氟化物为什么能保护牙齿？

◎牙体组织变硬 在牙齿发育过程中，牙齿表面和唾液中的氟化物，可以和牙釉质结合、相互作用，使牙体组织变硬，从而增强牙齿结构和抗酸能力。

◎抑制致龋菌的生长 口腔局部使用氟化物之后，氟以钙－氟样沉淀物的形式储备于牙菌斑中，当牙菌斑呈轻度酸性时，这些沉淀物开始溶解，释放钙、氟离子，减弱致龋菌的产酸能力，抑制致龋菌的生长，降低细菌的糖代谢，减少牙菌斑点生长。

◎阻止牙釉质矿物质的丢失 早期受损牙釉质还未破坏时只是表面矿物质的损失，可以被含有矿化剂的唾液再矿化，使用氟化物之后，唾液中的含氟量升高，唾液中足量的氟化物可以促使钙和其他矿物质的吸收，阻止牙釉质矿物质的丢失。

总之，氟化物是保护牙齿、预防龋齿最安全有效的物质，可以预防任何年龄的人患龋齿，尤其对儿童的预防作用更为明显，更容易进入牙釉质层中发挥作用。研究证明，生活在饮水氟化地区的儿童，比住在低氟地区的儿童患龋率要低得多。目前采取氟化防龋措施有：

◎饮水氟化　饮水氟化已经得到全球150多个科学与卫生组织的认可，并且已经在40个国家和地区，2亿多人口中推广应用。就是把饮用水中很低的氟浓度调整到最适宜的程度，以达到既能防止龋病的发生，又不引起氟斑牙的流行。

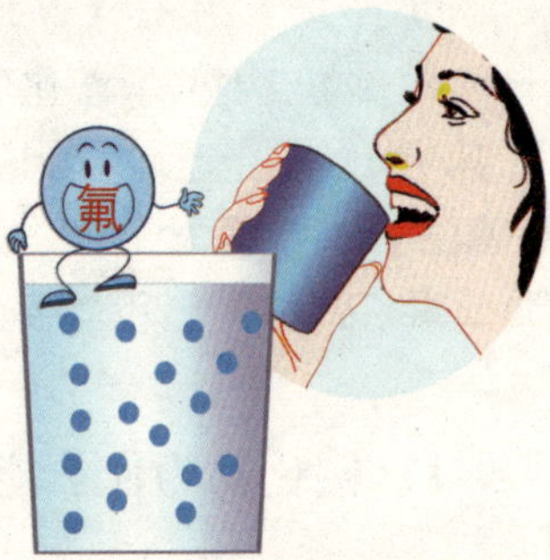

氟化水

◎食盐氟化　在食盐中加入适量氟化物，随食品进入人体，起到防龋作用。科学证据也充分显示其防龋效果明显，安全无副作用，到目前为止，世界上已有20多个国家应用氟化食盐预防龋齿。

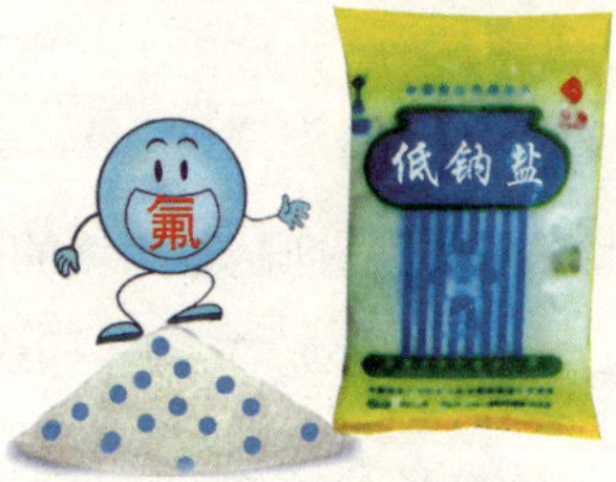

氟化盐

◎牛奶氟化　在鲜牛奶中加入适量氟化物，每日饮用一次，可预防龋齿发生，特别适合于儿童饮用。在过去的20多年里开展了一系列的研究，也证明这种方法是安全有效的，得到了世界卫生组织的推荐。

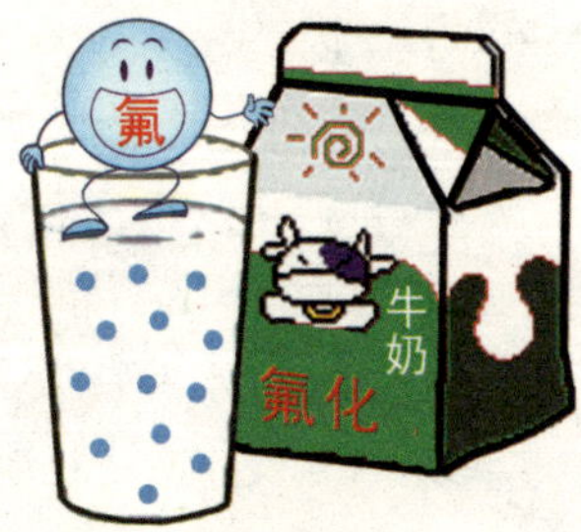

氟化奶

2. 含氟牙膏

经过 40 多年的研究和 100 多项临床试验结果表明，使用含氟牙膏是最主要、最广泛、最成熟的一种防龋的最简单易行的方法。研究证明：含氟牙膏能降低龋齿发生约 25%。目前在国外，含氟牙膏占市场牙膏销售总量的 80%～90% 以上。

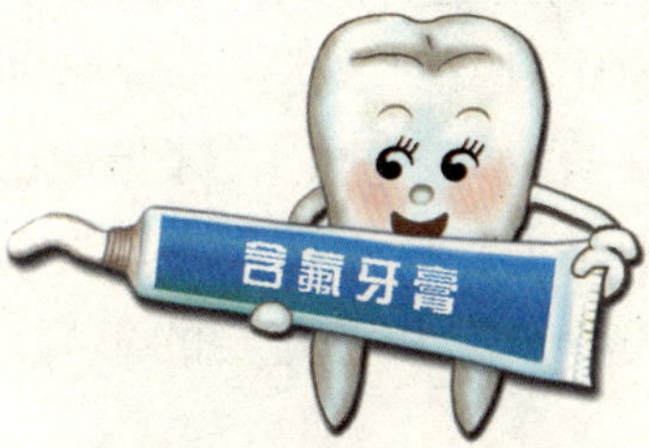

含氟牙膏防龋简单易行

在我国，含氟牙膏的应用正在日益普及，但人们对它的防龋效果与安全性的认识还不十分清楚，存有某些顾虑，误认为含氟牙膏有益又有害。其实，除了 3 岁以下儿童不推荐使用，其他人都可以随意用它刷牙，循证医学研究已经提供了充分的科学证据，作为一项公共卫生措施，大家可以放心使用。

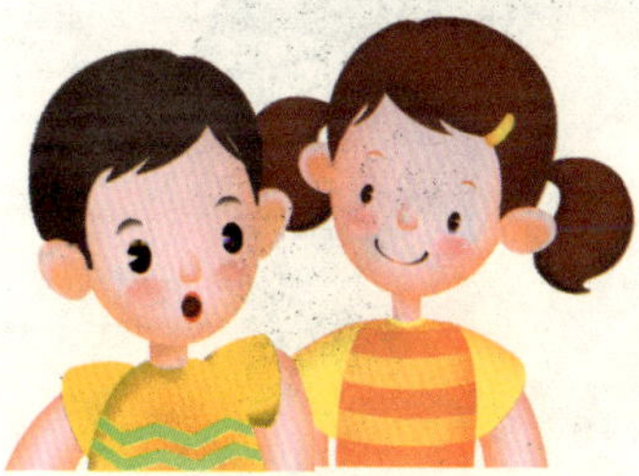
不推荐 3 岁以下儿童用含氟牙膏

3. 含氟漱口液

含氟漱口液是一种个人应用的，至少有 14 个国家的科学研究证据表明，含氟漱口液使用方便，容易掌握，价格较低，实际可行，适合学校儿童使用。含有 0.05% 氟化钠漱口剂，每天用含氟漱口液漱口 1 次，5～6 岁儿童每次用 5 毫升，6 岁以上每次用 10 毫升，每次含漱 1 分钟。含 0.2% 氟化钠漱口剂，每周用 1 次，长期坚持可降低龋齿 20%～40%。5 岁以下儿童可能发生误吞，不推荐使用。

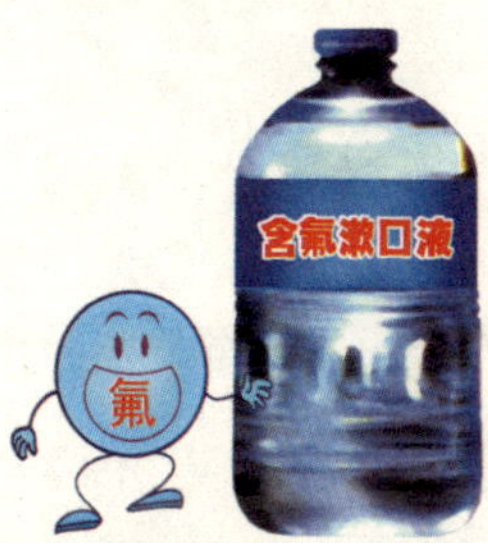

不推荐 5 岁以下儿童用含氟漱口液

第 12 章　营养素与口腔健康

膳食是人类营养的主要来源。在口腔的生长发育和健康的维持过程中，营养起着重要的作用。牙齿的整个生长发育过程要经历 12～15 年之久，在牙齿萌出之前，为牙齿生长发育的关键时期，这个时期对营养的作用特别敏感。如有营养不良或者发生感染就可以引起牙釉质发育不全。在牙齿萌出之后，我们吃的膳食的种类，特别是糖和碳水化合物，会通过牙菌斑细菌的作用，对牙齿的健康产生极为重要的影响。

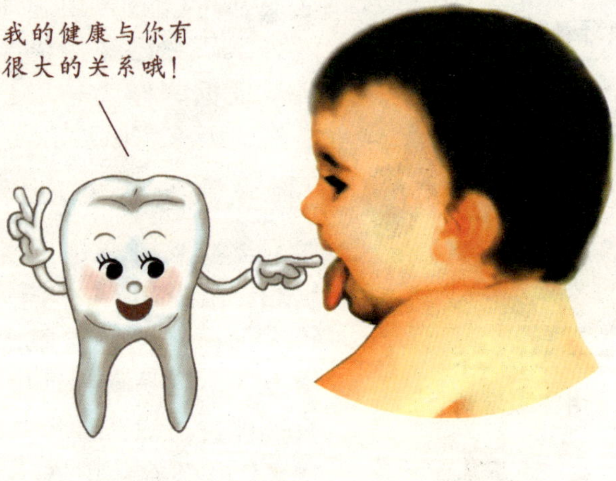

第 1 节　钙、磷、维生素 D 与牙齿钙化

人体内骨骼和牙齿的构成大部分是钙与磷，它们提供给骨骼和牙齿的硬度和强度。维生素 D 的主要作用是促进钙的吸收和保持体内钙的平衡，保证供给骨骼与牙齿矿化所必需的钙。在牙齿发育期间，如果缺乏维生素 D，牙齿就会钙化不良。

如果在膳食中缺乏钙、磷、维生素D以及参与钙化过程的其他营养素，如蛋白质，维生素A、C、K和镁、锰、铜、锌等矿物质，牙齿就会形成不可逆转的病损。最终可以导致牙齿的龋坏和缺失。

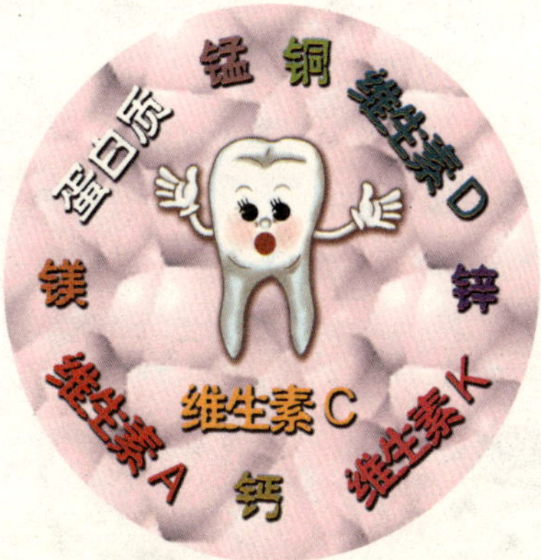

牙齿所需的各类营养素

如果牙齿数量减少就会影响人们的咀嚼功能，咀嚼困难会转而影响对食物的选择。口腔里保持20颗牙，也就是10对能上下咬合的牙，是牙齿数量的最低极限。低于这个极限，咀嚼能力就明显下降。不仅能量摄入低于有充分咀嚼能力的人，而且由于肉类、蔬菜和水果进食的少，一些危险因素就会增加，明显影响到健康。因此牙缺失是营养不良的一个危险因素。

基本咀嚼功能要保持20颗牙

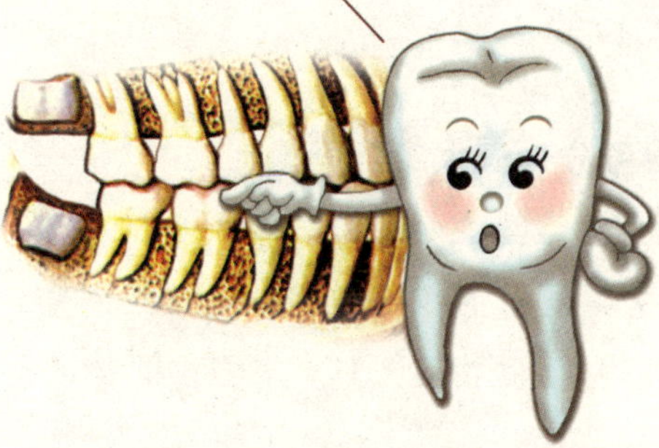

第 2 节　酸性饮料与牙侵蚀

儿童青少年发生牙齿过敏与过多地饮用酸性饮料有关。饮用酸性饮料对牙的伤害是一种化学侵蚀和溶解，它能使口腔中唾液的 pH 值明显下降，造成牙齿表面软化，牙体硬组织缺损。为了减少牙侵蚀症的发生，应该减少酸性饮料的消耗，限制软饮料与果汁摄入的量和次数，特别是摄入的次数，这无论对儿童还是成人都适用。

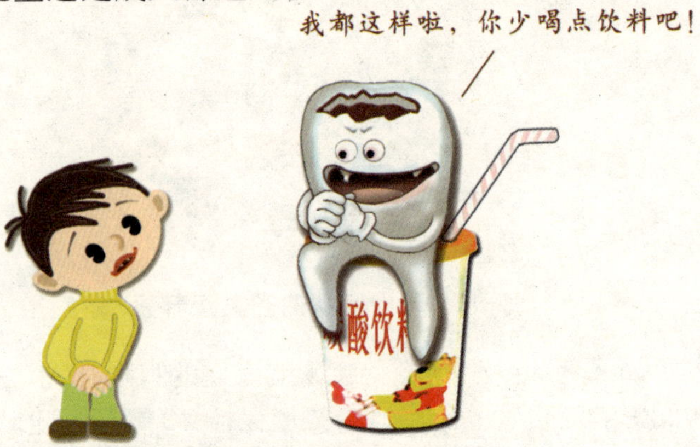

酸性饮料可以侵蚀牙齿造成牙软化

第 3 节　膳食均衡与口腔健康

为促进口腔健康的需要，对日常膳食应做到食物多样、谷物为主，这样才能满足各种营养的需要，达到合理营养、促进口腔健康的目的。

食物可分为五大类

(1)谷物与薯类；

(2)豆类及其制品；

(3)动物性食物；

(4)蔬菜及水果类；

(5)纯热能食物，包括动、植物油等。

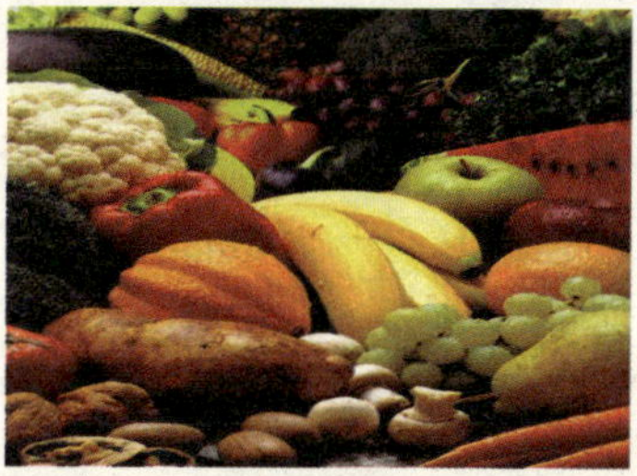

1. 多吃蔬菜水果和薯类

蔬菜、水果和薯类中含有丰富的维生素、矿物质和膳食纤维，对维持牙龈、牙周组织与口腔黏膜健康必不可少。

2. 常吃奶类、豆类及其制品

我国婴幼儿佝偻病较多，所以乳牙患龋率也很高，此外还有釉质发育不全等情况，这些症状与膳食中钙摄入不足有一定联系。研究表明，给儿童、青少年补钙可以提高骨密度和牙齿的抗龋能力。

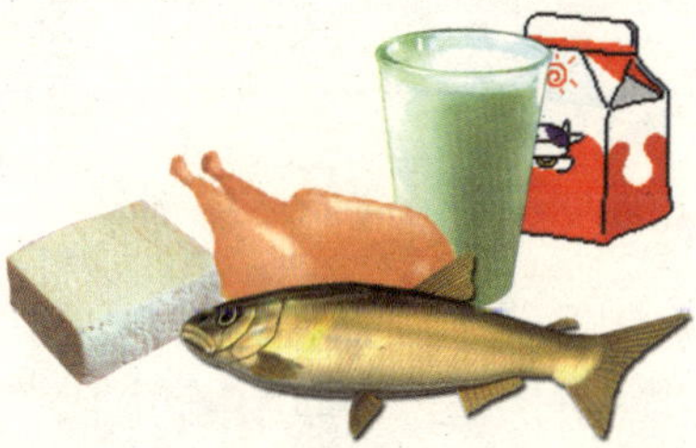

3. 经常适量吃鱼、禽、瘦肉，少吃肥肉和荤油

经常适量吃鱼、禽、瘦肉对牙齿萌出前的牙齿矿化，保持牙齿健康，提高抗感染的能力与增加口腔防御功能都是非常必要的。

4. 控制餐间糖类食品

餐间食品应避免食用过多的含糖食品。糖类食物最好只随三餐少量食用，这样不仅可以减少龋病的发生，同时还可以防止肥胖，减少糖尿病、冠心病的发生。

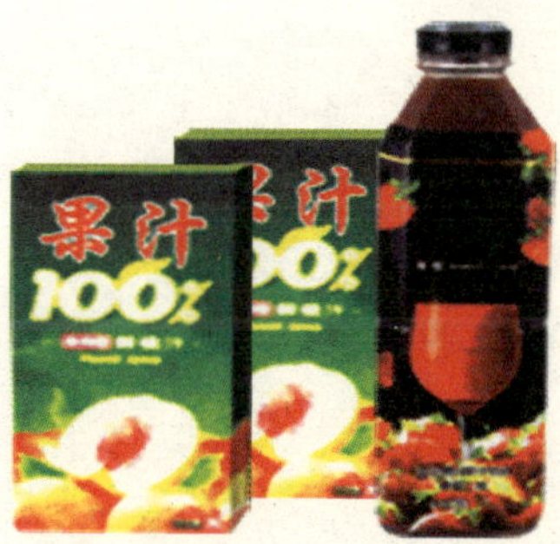

5. **限量饮酒**

烟酒嗜好是影响口腔健康、加重牙周病的有害因素，因此一定要做到戒除香烟、限量饮酒。

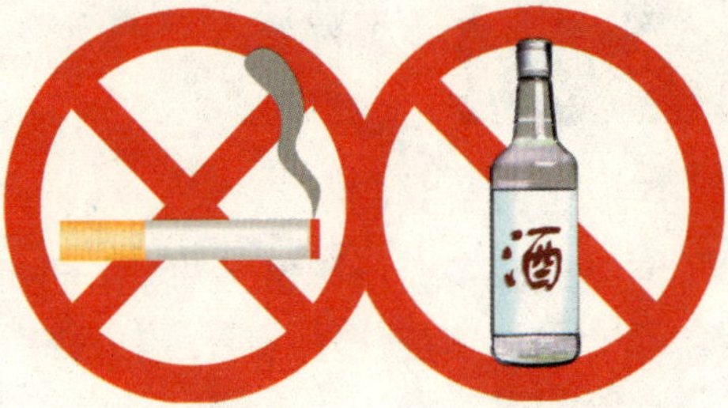

戒烟限酒有利于口腔健康

什么是糖醇？

糖醇的种类很多，如木糖醇、异麦芽糖醇、三梨醇、甘露醇等，虽然糖醇不能完全取代蔗糖，但是，由于它们具有低热量、不产酸或产酸很少，特别是对于糖尿病患者来说，具有血糖稳定、不依赖胰岛素等明显优势， 因而应用日益广泛。大量用于糖果、食品、药用糖浆以及口腔保健品的生产，有利于口腔健康和全身健康。

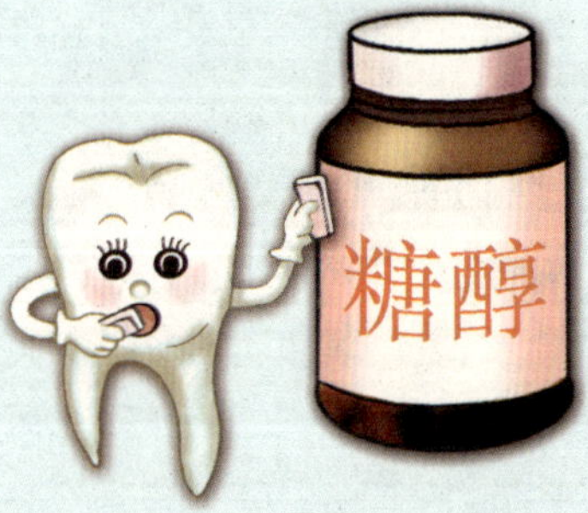

第4节 最有益于健齿护龈的10种食品

1．水果

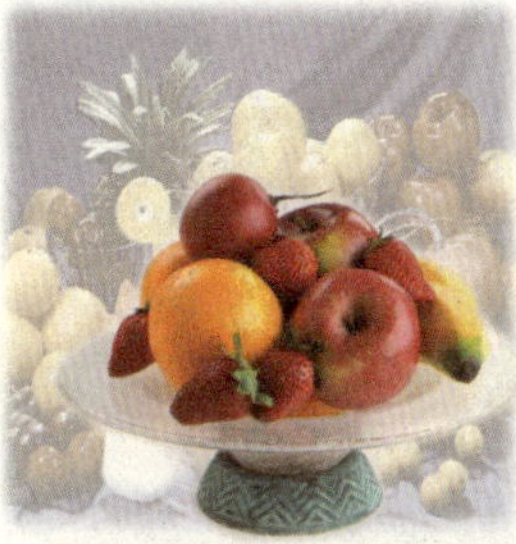

水果中含有大量的维生素C，有益于牙龈健康。

2．牛奶与酸奶

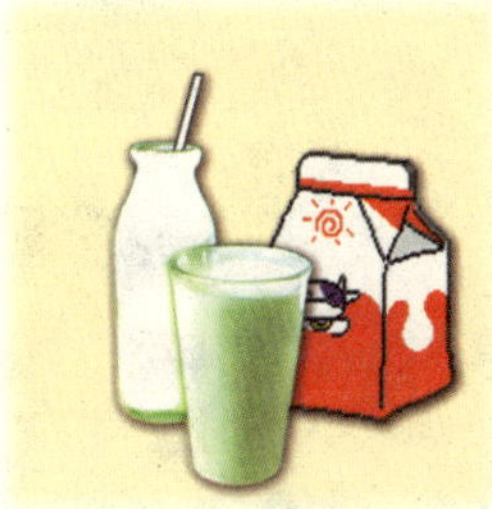

牛奶与酸奶酸度低、糖分低、含钙高，对牙齿侵蚀少，有利于减少龋齿。

3．绿茶

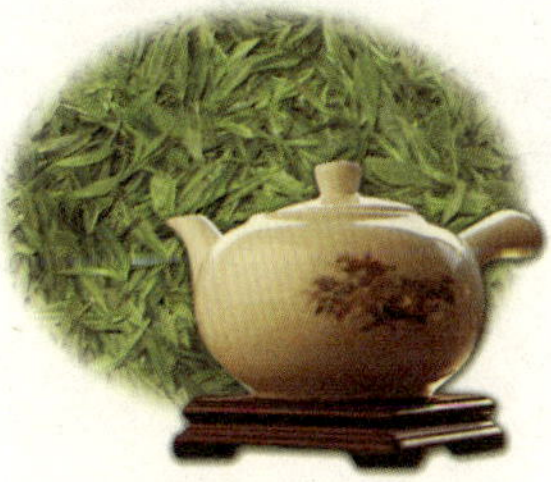

绿茶中含有茶多酚，抗氧化剂和氟化物，可以防止牙菌斑粘附于牙齿表面，减少龋齿和牙龈疾病，并可抑制产气菌生长，预防口臭。

4．奶酪

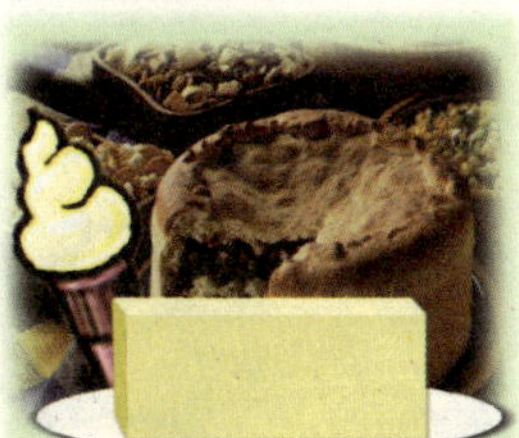

奶酪富含钙和磷，有助于口内酸碱平衡，重新形成牙釉质，促进唾液分泌，抑制细菌生长，预防牙龈疾病。

5．蔬菜

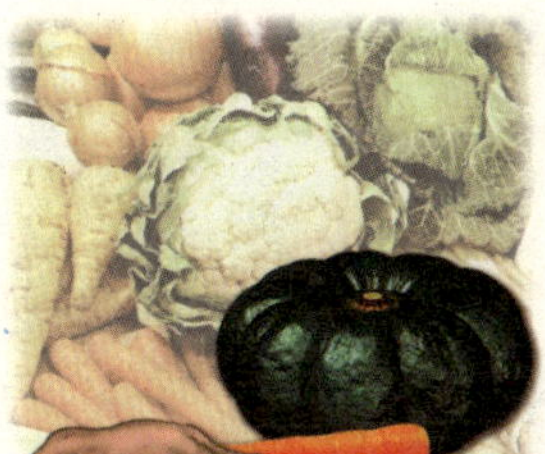

蔬菜含维生素A，为牙釉质形成所必需，对牙齿清洁、保护牙龈有益。

6. 洋葱头

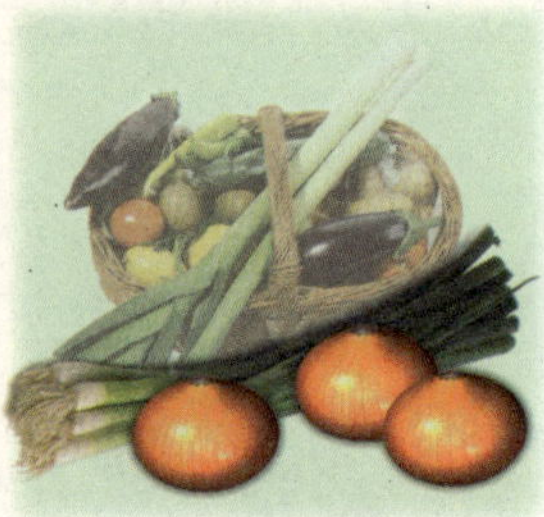

洋葱头含硫磺，有抗菌、杀菌作用，对牙齿健康有好处。

7. 芹菜

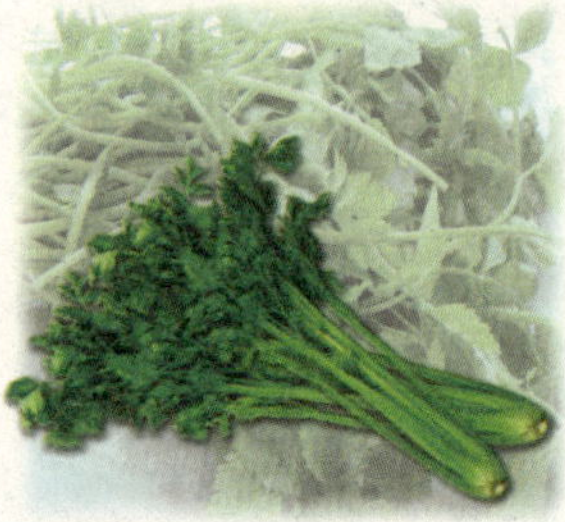

芹菜能促进唾液分泌，保护牙齿，有按摩和清洁牙龈的作用。

8. 肉食

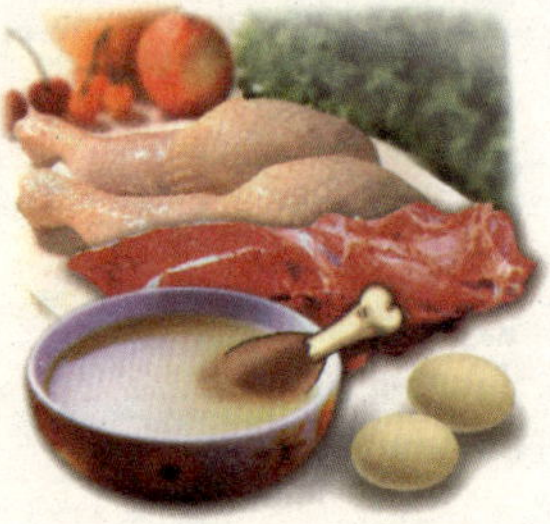

牛肉、鸡肉和蛋，含钙和磷，在维生素 D 参与下，与磷一起参与构建骨骼系统，有健齿和预防龋齿之效。

9. 芝麻

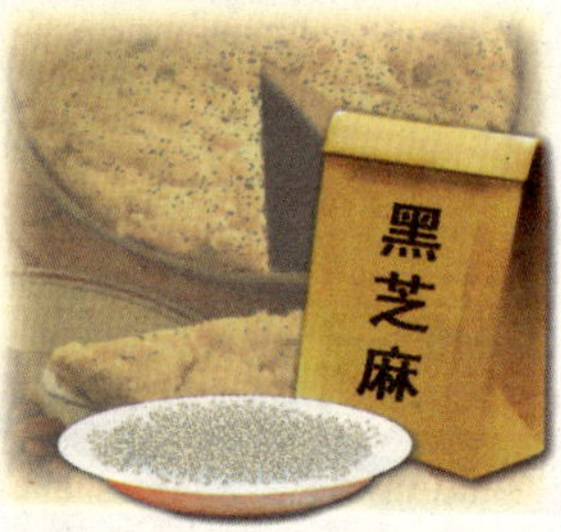

芝麻含钙高，有助于牙釉质形成和保持牙齿周围的牙骨质。

10. 水

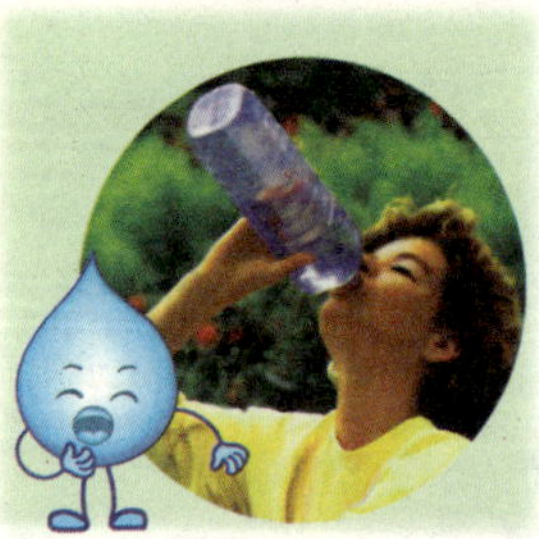

水有助于清洁口齿，使唾液中的矿物质沉积于牙齿，并能保持牙龈湿润和去除口腔异味。